Gerhard Bruns

Grippe

Erkältungs- und Infektionskrankheiten

Ich helfe mir selbst!

Grundlage für dieses Buch war mein Vortrag, der beim Butjadinger Forum Naturheilkunde und Medizin gehalten wurde.

Das Forum besteht seit 2003
(www.butjadinger-forum-naturheilkunde.de)

Gerhard Bruns, Heilpraktiker, Dipl. Ing.

Grippe
Erkältungs- und Infektionskrankheiten
Ich helfe mir selbst!

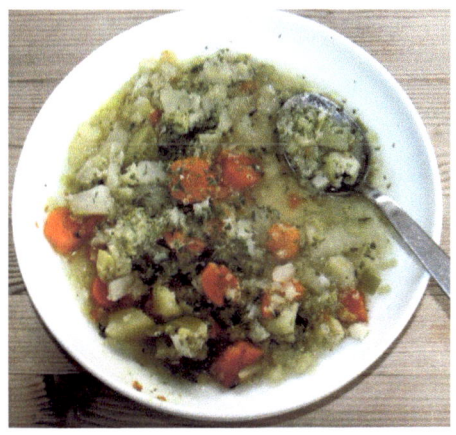

Impressum

Herstellung und Verlag:
BoD – Books on Demand, Norderstedt
ISBN **9 783739 200910**

© Gerhard Bruns

Haftungsausschluss:

Die Aussagen in diesem Buch basieren auf dem Wissen und den praktischen Erfahrungen des Autors. Das Buch wurde nach bestem Wissen und Gewissen erarbeitet und stützt sich auf die angegebene Fachliteratur. Im Vortrag sind Verkürzungen unvermeidlich. Im Zweifelsfall ist in der angegebenen Literatur nachzulesen. Der Vortrag soll anregen, selbst Verantwortung für die eigene Gesundheit zu übernehmen. Dazu gehören insbesondere Informationen und ein Querchecken. Im Zweifel, bei Bedenken zu verschiedenen Aussagen oder bei Kurreaktionen, die allein schon bei Umstellung des Lebensstils eintreten könnten, sollte ein erfahrener Arzt, am besten ein Mayr-Arzt, ein Heilpraktiker oder ein Arzt für Naturheilverfahren konsultiert werden. Der Autor weist deswegen darauf hin, dass er für Selbstbehandlungen keine Haftung übernehmen kann.

1. Auflage November 2015

Inhalt

Einleitung

Grippezeit

Rezeptfreie, chemische Grippemittel
- BoxaGrippal, SpaltGrippal
- Ibuprofen, Paracetamol, ASS, Diclofenac

Top 10 der meist verschriebenen Medikamente

-Sonstige , vermeintlich harmlose, Hilfsstoffe

Rezeptpflichtige, chemische Grippemittel
- Tamiflu, Oseltamivir, Zanamivir, Amantadin

Angst vor Grippe-Epidemien (Pandemien)

Vier Gründe, warum Pandemien wieder auftreten können
- Antibiotika wirken nicht gegen Grippe-Viren
- Grippe-Impfungen versagen oft wegen Antigen-Shift
- Der unüberlegte, massenweise Einsatz von Antibiotika
- Die Immunschwäche weiter Bevölkerungskreise

Grippe-Pandemien
- Sonderfall „Die Spanische Grippe"

Mikroorganismen sind nicht auszurotten

Prof. Dr. R. Gottschalk:
- **Die meisten neuen Infektionskrankheiten sind überhaupt nicht behandelbar**

Grippeimpfungen? -
- Der sich ständig ändernde Grippevirus - Antigenshift
- Neue Infektionskrankheiten nicht behandelbar?
- Das Grundrecht auf körperliche Unversehrtheit

15 neue Krankheiten 1972 -1980

Aspirin und das Reye-Syndrom

Alternative Grippemittel gegen Grippe-Epidemien?

Krankheitssymptome

Der diagnostische Blick
Vorboten eines Infektes oder eines mit Giften überladenen Menschen

Der natürliche Verlauf einer Krankheit – Natürliche Heilkräfte
-Welche Instrumente und Heilkräfte besitzt unser Körper?
- Fieber ist nicht böse, sondern heilend!

Selbsthilfe-Programm:
Die „Glorreichen Sieben"

Zwei Grippebehandlungen
mit dem Selbst-Hilfe-Programm.

Häufige Infektionen
- Bronchitis

- Lungenentzündung
- Mittelohrentzündung
- Fall: Mittelohrentzündung wegen Schweinefleisch
- Hals-Rachen-und Mandelentzündungen
- Schnupfen Rhinitis
- Infektiöse Magen-Darmerkrankungen

Nie wieder krank?

Vorbeugen

Schluss

Anhang

Abbildungen

Quellenverzeichnis

Lesenswerte Literatur

Über den Autor

Dieses Buch widme ich meinen vier Enkeln:

Maja Marmann
Michel Marmann

Ole Nieuwenhuizen
Pelle Nieuwenhuizen

Grippe
Erkältungs- und Infektionskrankheiten
Ich helfe ich mir selbst!

Einleitung

Erkältungs- und Infektionskrankheiten werden oft undifferenziert als „Grippe" oder als „grippaler Infekt" bezeichnet. Das ist nicht nur ungenau, sondern sogar falsch, auch wenn die Symptome sich gleichen können und sich so ähnlich sind, dass sie ohne Laboruntersuchungen nicht zu unterscheiden sind. Es ist bekannt, dass eine echte Grippe durch Viren, Erkältungen vor allem durch Bakterien verursacht werden.

Es ist also von Bedeutung, ob Erkrankungen durch Viren oder Bakterien ausgelöst werden, wenn man mit grippeähnlichen Symptomen (Schnupfen, Husten, Heiserkeit, Bronchitis, Mandelentzündung, Heiserkeit, Ohrenentzündung, Magen-Darm-Infektionen, Fieber, Kopf- und Gliederschmerzen, usw.) zum Schulmediziner geht, da der ohne diese Untersuchung dazu neigt, Antibiotika zu verschreiben, auch wenn Viren die Ursache der Erkrankung sind.

Wenn man sich jedoch selbst helfen möchte und es richtig macht, dann ist diese Unterscheidung eher unwichtig!

Die Selbsthilfemaßnahmen, wie sie in diesem Buch beschrieben werden, sind generell schnell wirksam und auf die Stärkung des körpereigenen Regulations- und Immunsystems ausgerichtet.

Man kann damit in den allermeisten Fällen ohne Antibiotika und sogar auch in sehr vielen Fällen ohne Homöopathie auskommen. Dies kann ich aufgrund Jahrzehnte langer Erfahrung behaupten.

Ärzte beklagen, dass zu viele Antibiotika verschrieben werden. Eine wichtige Ursache für Resistenzentwicklungen ist aber gerade die unkritische Verschreibung von Antibiotika durch die Ärzte selber.

Aber was können sie anderes anbieten, als Antibiotika und andere chemische Arzneien zu verordnen?

Sie lehnen z.B. Homöopathie vielfach ab. Homöopathie ist in der Schulmedizin kein Lehrfach.

Alternative Maßnahmen (auch andere als aus der Homöopathie) kosten Zeit, erfordern Beratung, Einweisung und Anleitung der Patienten. Damit ist kein Geld zu verdienen, weil der Gesetzgeber „Zeit" nicht honoriert.

Wer sich von diesem krankmachenden Gesundheitssystem weitgehend fernhalten möchte, dem bleibt nichts anderes als sich zu fragen: Wie helfe ich mir selbst?

Darüber schreibe ich in diesem Buch. Meine Frau und ich haben unsere Kinder bis zum 20. Lebensjahr, so lange sie noch in unserer Obhut waren, selbst behandelt. Antibiotika waren nicht erforderlich. Unsere Kinder versuchen es nun in gleicher Weise bei ihren Kindern.

Eigene kindliche Erfahrungen sammelte ich schon bei Großmutter und Mutter.

Mein naturheilkundliches Verständnis zur wirksamen Unterstützung des Immunsystems, zur Heilung von Erkältungs-und Infektionskrankheiten ist vor allem geprägt durch die Fachbücher von Dr. Erich Rauch und Prof. Dr Heinrich Reckeweg (Homotoxinlehre).

Zur naturgemäßen Heilung von Erkältungs-und Infektionskrankheiten gehört unbedingt der Diagnostische Blick.

Nicht in dem Sinne, um eine Mandelentzündung von einer Diphterie zu unterscheiden, sondern um so früh wie möglich zu erkennen, ob unser Organismus bereits sein Immunsystem auf Stufe „Alarm" eingeschaltet hat.

Die Stufe „Alarm" schaltet der Körper dann ein, wenn die Gifte (Homotoxine= Menschengifte), die dem Körper zugeführt werden oder im Körper entstehen, ein nicht mehr für den Organismus hinnehmbares Ausmaß erreicht haben.

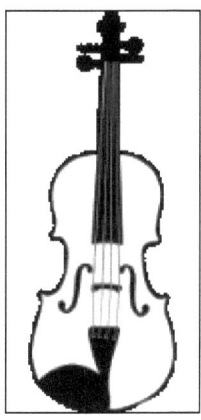

Lebende Systeme haben ein differenziertes System an Instrumenten, um sich einer zunehmenden Vergiftung zu erwehren.

Frühzeichen dieser arbeitenden Instrumente zu erkennen und das Verständnis dafür zu haben, warum unser Körper so reagiert, ist der wichtigste Schritt, den eigenen Körper zu verstehen.

„Krankheits" - Instrumente					
Ausscheidung	Reaktion Fieber Entzündung	Deposition Ablagerung	Imprägnation Degeneration	Zell –Entartung Dedifferenzierung

Erst wenn wir unseren Körper verstehen, können wir ihn unterstützen. Das ist der erste Schritt zur Selbsthilfe!

Ein diagnostischer Blick und das Verständnis darüber, dass Krankheit nichts anderes ist als der „zweckmäßige Vorgang, mit den körpereigenen Instrumenten „Gifte auszuscheiden" (Recke-

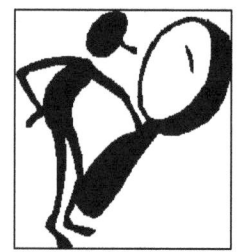

weg), sind die Grundlagen dieses hier beschriebenen, einfachen, aber äußerst wirksamen Selbst-Hilfe-Programms.

Zum Lesen dieses Buches:
Es ist kein Lehrbuch. Es soll auch kein Rezeptbuch sein nach dem Motto „Vorne Theorie, hinten die Rezepte". Das wäre eine schulmedizinische Vorgehensweise mit einem therapeutischen Index.

Mein Anliegen ist, möglichst in allen Kapiteln zur Behandlung von Grippe, Erkältungs-und Infektionskrankheiten immer wieder zu erklären, wie lebende Systeme von Tier und Mensch versuchen, sich mit ihrer Umwelt auseinander zu setzen, sich zu wehren, um zu überleben.

Dieses „sich wehren" gegen Schadstoffe, Gifte, Bakterien, Viren nennen wir Krankheit.

Lebende Systeme aber unterscheiden nicht in „krank oder gesund". Es gibt keinen statischen Zustand „gesund". Die körpereigenen Systeme reagieren auf alle Reize, was wir Krankheit nennen. Alles ist im Fluss! Wenn wir verstehen, wir der Organismus reagiert, wissen wir ihm helfen können.

Deswegen möge man mir verzeihen, wenn ich in fast allen Kapiteln immer wieder versuche, diese Zusammenhänge zu erläutern. Wenn man die Zusammenhänge verstanden hat, dann weiß man, was zu tun ist – auch ohne dieses Buch.

Grippezeit - Grippemittel

Zur Winterzeit, alle Jahre wieder, hat die Werbung für Grippemittel Hochkonjunktur. Mit Grippe- und Erkältungsmitteln ist offensichtlich ein großes Geschäft zu machen!

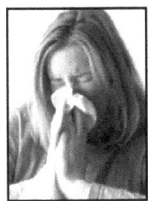

Im Fernsehen, zur besten Werbezeit, wird suggeriert, dass Grippe und Erkältungen normale zwangsläufige Erscheinungen sind. Ebenso normal und selbstverständlich sollen die angepriesenen Medikamente sein, so normal und selbstverständlich wie das tägliche Brot.

Rezeptfreie, chemische Grippe- und Erkältungsmittel

Im Geschäftsbericht 2013 der Pharmafirma Boehringer steht:

> „Der Umsatz mit frei verkäuflichen Arzneimitteln hat im ersten Halbjahr 2013 währungsbereinigt um 8,3 Prozent auf 712 Millionen Euro zugenommen. Dies entspricht rund zehn Prozent des Gesamtumsatzes.... Im Juni hat Boehringer Ingelheim das Präparat **VAPRINO® zur Behandlung von akutem Durchfall** in Deutschland auf den Markt gebracht. Einen Monat später folgte die deutschlandweite Einführung von BOXAGRIPPAL® zur Behandlung von Erkältungssymptomen. Boehringer Ingelheim belegt **weltweit Platz sieben der größten Unternehmen der Selbstmedikation**".

Wir haben es mit einer äußerst umsatzorientierten Medizin-Industrie zu tun, die die Menschen von der Wiege bis Bahre mit einer Medikamentenkaskade (man könnte meinen) abhängig machen möchte. Praktisch und rezeptfrei!

Alternativlos? Ich fürchte, dass die Mehrheit der Bevölkerung ein Leben lang, von der Wiege bis zur Bahre, in eine Nebenwirkungsspirale von chemischen Arzneimitteln geschickt wird, die vielfach mit frühzeitigem, chronischen Siechtum verbunden ist.

Heilung geht anders, sie geht ohne Medikamente! Zumindest in den meisten alltäglichen Erkrankungen, denn Heilen im wahren Sinnes des Wortes kann sich der Organismus nur selbst.

Die Grippe- und Erkältungsmittel aus Fernsehsendungen:
BoxaGrippal und SpaltGrippal

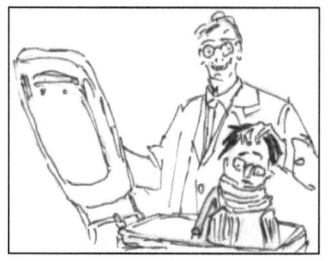

BoxaGrippal und SpaltGrippal tragen zurzeit, aufgrund aufwendiger Werbung, zum Verkaufserfolg von freiverkäuflichen Arzneimitteln bei.

Auch solche Medikamente machen uns - bis auf einige ganz wenige Ausnahmen- auf Dauer sogar kränker als wir sind.

Diese Mittel trainieren unser Immunsystem nicht, sie lindern allenfalls unsere Krankheits- Symptome. Chemische Grippemittel sind „Anti-Mittel" (allos = anders, gegen), sie sind **gegen** unangenehme Symptome gerichtet, sie unterdrücken und schädigen bei häufiger Anwendung das Immunsystem, weil sie eine natürliche Aus- und Selbstheilung verhindern.

Das ist ganz einfach zu beweisen. Gucken wir uns z.B. die Empfehlung auf dem Beipackzettel von **SpaltGrippal** an:

> Die Empfehlung von Spalt: „Für Erwachsene und Jugendliche über 15 Jahren zur **symptomatischen** Behandlung der **Nasenschleimhautschwellung** bei Schnupfen mit erkältungsbedingten Schmerzen und/oder Fieber."
>
> „…In seltenen Fällen ist es bei Patienten, die **Pseudoephedrinenthaltende** Arzneimittel angewendet haben, zu einem hämorrhagischen Schlaganfall gekommen. Diese Fälle von Schlaganfällen traten insbesondere bei einer Überdosierung, eines Missbrauchs oder bei Patienten mit gefäßbedingten Risikofaktoren auf."

Quelle: SpaltGrippal-Beipackzettel

Die zwei Sätze in dem Kästchen beschreiben beispielhaft, aber grundsätzlich, das Dilemma der meisten schulmedizinischen - allopathischen- Arzneien:

- Beim Schnupfen schwillt die **Nasenschleimhaut** an
- Arzneimittel mit **Pseudoephedrin lassen die Schleimhäute abschwellen.**

Das funktioniert genauso so, wie wir es von den abschwellenden Nasentropfen kennen. Pseudoephedrin verengt die Gefäße, dadurch schwellen die Nasenschleimhäute ab.

Aber es werden nicht nur die Gefäße der Nasenschleimhäute verengt, sondern auch andere Gefäße im Körper. Deswegen ist der Warnhinweis im Beipackzettel (siehe Kästchen) nachvollziehbar, dass es in seltenen Fällen zu hämorrhagischen (=blutend) Schlaganfällen kommen kann.

Durch die Gefäßverengung kann sich der Druck in den Arterien erhöhen. Erhöhter Druck kann möglicherweise zu Blutungen im Gehirn führen, insbesondere dann, wenn bereits erhöhter Bluthochdruck vorliegt oder bereits poröse bzw. arteriosklerotische Gefäßschädigungen bestehen.

Abgesehen von der Frage oder Diskussion:

- wie oft Nebenwirkungen auftreten
- ob Nebenwirkungen immer eintreten
- ob alle Nebenwirkungen als solche überhaupt erkannt und gemeldet werden
- ob Nebenwirkungen, die erst nach vielen Jahren sich bemerkbar machen, auch erfasst werden können

liegt der **Fehler der Behandlung** mit diesen Medikamenten darin, dass das Anschwellen der Schleimhaut als Krankheit angesehen wird.

Eine geschwollene Schleimhaut, die juckt, eine Menge Schleim produziert, die Atmung behindert, man muss dauernd niesen, ist nicht unbedingt ein Vergnügen.

Aber das ist nicht die Krankheit, sondern es sind die sichtbaren und bemerkbaren Anzeichen **(Symptome)**, dass sich die Schleimhäute – und nicht nur die örtlichen Schleimhäute sondern unser körpereigenes Immunsystem- bemühen, die Ursache der „Vergiftung" (die Krankheitsursache) zu beseitigen.

Eine solche Behandlung zum Abschwellen der Schleimhäute nennt man eine **symptomatische Behandlung**. Man bekämpft die Symptome (Schnupfen, Schleim, „dichte" Nase), aber man behebt nicht die Ursache.

Das Anschwellen der Schleimhaut ist ein wichtiges körpereigenes Entgiftungsinstrument!

Die körpereigenen Entgiftungs-Instrumente zu verstehen, ist eine (wichtige s.o.) absolute Voraussetzung des **Selbsthilfe-Programms**. Sie werden im Kapitel „**Der natürliche Verlauf einer Krankheit – Natürliche Heilkräfte**" beschrieben.

Ibuprofen

Abgesehen davon, dass Grippemittel wie Boxagrippal (Boehringer) und SpaltGrippal (Pfizer) nur Symptome lindern, ist es wichtig zu wissen, dass sie vor allem Ibuprofen enthalten.

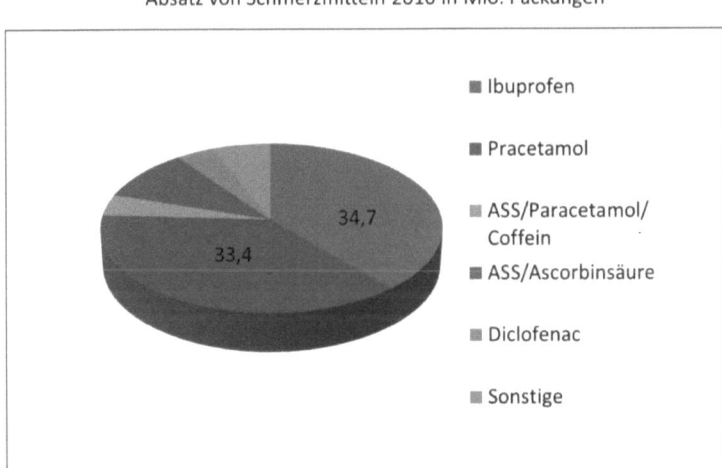

Quelle: apotheke adhoc nach Zahlen des Marktforschungsunternehmens Insigt Health

Inzwischen kennt fast ein jeder Ibuprofen, die tägliche Wunderdroge gegen Schmerz, Rheuma und Fieber.

Präparate mit Ibuprofen wurden 2010 (34,7 Mio. Packungen) als umsatzstärkste Schmerzmittel, vor Paracetamol, ASS und Diclofenac, genannt.

DIE WELT berichtete am 13.8.2012 aufgrund einer Information des Wissenschaftlichen Institutes der AOK (WIdO), über die TOP 10 der meist verschriebenen Medikamente in Deutschland:

„TOP 10 der meist verschriebenen Medikamente in Deutschland"

Teil 1

> **Schmerzmittel sind auf den Plätzen:**
> Platz 1: Ibuprofen
> Platz 4: Diclofenac
> Platz 6: Metamizol - Natrium

Die am häufigsten beobachteten Nebenwirkungen von Schmerzmitteln (siehe im Anhang die Auszüge der Beipackzettel von BoxaGrippal und SpaltGrippal) betreffen den Magen- Darmtrakt.

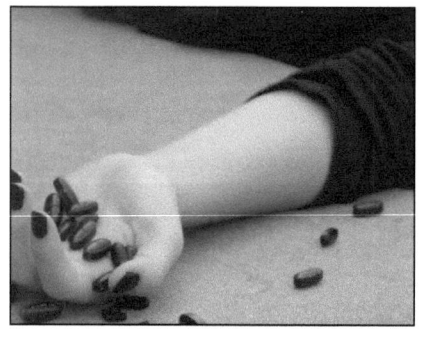

Das hat zur Folge, dass wegen dieser Nebenwirkungen **Magenschutzmittel** wie Omeprazol und Pantoprazol eingesetzt werden.

Diese Magenschutzmittel werden auch Protonen-Pumpen-Hemmer genannt, weil sie die Bildung von Säure hemmen und den pH-Wert im Magen erhöhen.

Omeprazol und Pantoprazol nehmen, gar nicht überraschend, die Plätze 7 und 9 der meist verschriebenen Medikamente in Deutschland ein. Diese Magenschutzmittel sind auch nicht harmlos. Irgendwann wird mit zusätzlichen Nebenwirkungen zu rechnen sein.

„TOP 10 der meist verschriebenen Medikamente in Deutschland"
(Teil 2)

> **Magenschutzmittel sind auf den Plätzen:**
> Platz 7: Omeprazol
> Platz 9: Pantoprazol

Schmerzmittel sind also ein **doppelt** gutes Geschäft für die Pharmafirmen.

Kein Wunder ist deswegen, dass aus verschiedenen Gründen die Tendenz dahin geht, Ibuprofen auch weiteren Bevölkerungskreisen rezeptfrei anzubieten. Das Ergebnis sind z.B. rezeptfreie Medikamente wie BoxaGrippal und SpaltGrippal.

Diese Tabletten enthalten **200 mg** Ibuprofen pro Tablette. Rezeptfrei wären 400 mg pro Tablette. Die **Höchstmenge von 400 mg** scheint also nicht überschritten zu werden. Wo ist also das Problem? Könnte man denken. Keine Höchstmengen sind überschritten, also keine Nebenwirkungen? – Weit gefehlt!

Laut Beipackzettel dürfen von Boxagrippal maximal sechs Tabletten am Tag genommen werden. Mit sechs Tabletten kommt man auf eine Tagesdosis von **1200 mg** und überschreitet damit die rezeptfreie Grenze **der Höchstmenge von 400 mg Ibuprofen für eine Tablette gleich dreimal.**

Mit anderen Worten: wenn man sechs rezeptfreie Tabletten BoxaGrippal am Tag einnimmt, dann ist es das Gleiche, als wenn man 2-3 rezeptpflichtige Tabletten mit reinem Ibuprofen dem Körper zumutet.

Diese Rechnung kennen die Pharmahersteller natürlich auch.

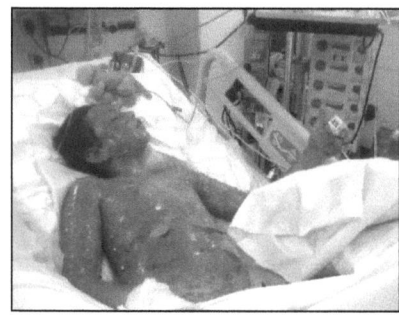

Quelle: Wikipedia Robyne01 - Own work Day 4 of Calvin Lock, after suffering a severe allergic reaction to Ibuprofen.jpg

Also müssen sie sich mit allen fachlichen und juristischen Hinweisen in ihren Beipackzetteln absichern. Diese Zettel, seitenlang, sind auch deswegen so kompliziert verfasst und verklausuliert.

Medikamente mit Ibuprofen können gefährliche Wirkungen erzeugen!

Beipackzettel SpaltGrippal

Allein diese Hinweise:

Bei der Anwendung von SpaltGrippal 30 mg / 200 mg sind die folgenden Nebenwirkungen möglich:
- Gefühl von Herzrasen, Herzklopfen, Auftreten oder Zunahme der Kopfschmerzen, Auftreten von Übelkeit oder Verhaltensstörungen (bedingt durch das Vorliegen von Pseudoephedrin)
- In seltenen Fällen treten Magen-Darm-Blutungen auf (Blut aus dem Mund oder im Stuhl, schwarz gefärbten Stuhl) (bedingt durch das Vorliegen von Ibuprofen). Das Risiko für das Auftreten von Magen-Darm-Blutungen ist abhängig vom Dosisbereich und der Anwendungsdauer
- Anzeichen einer Allergie gegen dieses Arzneimittel, insbesondere Asthmaanfall oder Angioödem (plötzliche Schwellung von Gesicht und Hals mit Atembeschwerden) oder Hautallergien (Hautausschlag, Juckreiz, Ödeme, Verschlechterung der chronischen Urtikaria, Hautrötung (Erythem))
- Haut- und Schleimhautreaktionen mit Blasenbildung (unbekannte Häufigkeit), Hautjucken (Pruritus), Hautausschlag, Hauteruption

BRECHEN SIE DIE BEHANDLUNG AB UND RUFEN SIE SOFORT EINEN ARZT ODER EINEN RETTUNGSDIENST

„**In seltenen Fällen** ist es zu Schlaganfällen gekommen. Das Risiko für das Auftreten von Magendarmblutungen ist abhängig vom Dosisbereich und der Anwendungsdauer"

weisen darauf hin („Dosis hin oder her, selten oder öfter"), dass wir uns schleichend vergiften!

Wer sich mit dem Hinweis „**... in seltenen Fällen**" beruhigen möchte, der sollte die Dunkelziffer nicht gemeldeter Arzneinebenwirkungs-Fälle beachten.

Welcher Arzt macht sich Gedanken und Mühe, wenn er einen akuten Schlaganfall vorliegen hat? Er muss sofort handeln, für statistische Hinweise oder Vermutungen hat er angesichts voller Wartezimmer kaum Zeit.

Sonstige Hilfs- und Begleitstoffe in BoxaGrippal und SpaltGrippal

Die ständige Aufnahme von chemischen Arzneimitteln, auch in geringen Dosen, wie überhaupt von Giftstoffen aus Umwelt und aus Nahrungsmittelketten wird heute in erschreckender Weise nicht ernst genommen.

Pro Jahr kommen 1.000 neue Stoffe hinzu, die der Natur unbekannt sind.

Bei BoxaGrippal und SpaltGrippal habe ich bisher nur die **Wirkstoffe** Ibuprofen und Pseudoephedrin kritisch beleuchtet. Diese Mittel enthalten aber noch weitere, angeblich harmlose, Stoffe. Im Beipackzettel werden sie aufgeführt unter der Überschrift:

„Sonstige Bestandteile" in BoxaGrippal

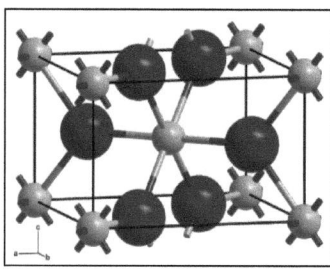

Kristallstruktur Titan(IV)-oxid
„Rutile structure" von Solid State - Eigenes Werk. Lizenziert unter CC BY-SA 3.0 über Wikimedia Commons https://commons.wikimedia.org/wiki/File:Rutile_structure.png#/media/File:Rutile_structure.png

7.1. Liste der sonstigen Bestandteile

Tablettenkern

Lactose-Monohydrat

Mikrokristalline Cellulose

Carboxymethylstärke-Natrium (Typ A)

Hochdisperses Siliciumdioxid

Magnesiumstearat

Tablettenüberzug

Poly(vinylalkohol)

Titandioxid (E 171)

Macrogol 3350

Talkum

„Hilfsstoffe" in SpaltGrippal

Bei SpaltGrippal werden zwanzig weitere Inhaltsstoffe aufgeführt.

| **Wirkstoffe**

- 24.58 mg Pseudoephedrin
- 30 mg Pseudoephedrin hydrochlorid
- 200 mg Ibuprofen

Hilfsstoffe (20)
Maisstärke, Stearinsäure (Ph.Eur.), Croscarmellose-Natrium, Natriumdodecylsulfat, hochdisperses Siliciumdioxid, vorverkleisterte

Kartoffelstärke, Sucrose, mikrokristalline Cellulose, OpaglosGS-2-0310 (Schellack, Povidon K30), **Opalux AS-3739** [Titandioxid(E 171), Eisen(III)-hydroxid-oxid x H2O (E 172), Eisen(III)-oxid (E 172), Sucrose (Saccharose), Povidon K30, Methyl-4-hydroxybenzoat (Ph.Eur.) (E 218), Propyl-4-hydroxybenzoat (Ph.Eur.) (E 216)], Schwarze Drucktinte (Opacode S-1-17823), Carnaubawachs. | Bei der Anwendung von SpaltGrippal 30 mg / 200 mg sind die folgenden **Nebenwirkungen möglich:**
- Gefühl von Herzrasen, Herzklopfen, Auftreten oder Zunahme der Kopfschmerzen, Auftreten von Übelkeit oder Verhaltensstörungen (bedingt durch das Vorliegen von Pseudoephedrin)
- In seltenen Fällen treten Magen-Darm-Blutungen auf (Blut aus dem Mund oder im Stuhl, schwarz gefärbten Stuhl) (bedingt durch das Vorliegen von Ibuprofen). Das Risiko für das Auftreten von Magen-Darm-Blutungen ist abhängig vom Dosisbereich und der Anwendungsdauer

Abb. (Auszugsweise aus dem Beipackzettel SpaltGrippal, siehe auch Anhang) |

Die Begriffe **„Hilfsstoff"** oder **„sonstige Bestandteile"** sollen vermutlich den Eindruck von „unbedeutend" oder nicht „relevant" vermitteln. Möglicherweise gibt es auch irgendwelche Unbedenklichkeitsdeklarierungen.

Eines ist aber auf jeden Fall sicher: diese Hilfsstoffe sind keine Lebensmittel, sondern in jedem Fall Fremdstoffe oder Kunststoffe, die:

- unser Körper „nicht mag"
- er wieder ausscheiden muss
- seine Ausscheidungsorgane belasten

Wenn man z.B. über **Titandioxid**, das in beiden Grippemittel enthalten ist, im Internet recherchiert, dann ist folgendes zu lesen:

„Titandioxid (E171) wird mit Hilfe chemischer Reaktionen aus dem natürlich vorkommenden Eisenerz (Titaneisen) gewonnen. Im Zuge der Neubewertung aller Lebensmittelzusatzstoffe wird geprüft, ob E171 als technisch hergestelltes Nanomaterial anzusehen ist.

Der Tagesspiegel titelt:
„Gefahr aus der Nanowelt, Sorge wegen Titandioxid- Partikeln"

Das Paracelsus Magazin schreibt im Heft 03/2010
„Vor der Nano-Revolution"

„Nach aktuellem wissenschaftlichem Stand sind die möglichen Risiken der Nano-Technologie noch nicht genau abschätzbar...

...Wichtige Indizien für die Gefährlichkeit der Nanostoffe – auch für den menschlichen Organismus – zeigen mehrere Beispiele...

…Es ist ein Skandal, dass z. B. die Naturkosmetikbranche nanoskalige Metalloxide wie Titandioxid und Zinkoxide verwendet. Aussagen, dass es sich z. B. bei Nanotitandioxid um einen bekannten, erforschten Stoff handelt, sind unseriös. Der Verdacht besteht, dass Titandioxidpartikel nervenschädigend sind, worauf Untersuchungen mit Mäusen hindeuten.

(Long, Saleh, Tilton, Lowry, 2006)"

Gerhard Samulat
(Diplomphysiker und freier Journalist für Wissenschaft, Technik und Nanotechnologie. Seine Beiträge erscheinen in Geo, Spektrum der Wissenschaft, Technology Review und zahlreichen anderen Medien)
schreibt im Nanomagazin:

„Nanopartikel sorgen beispielsweise dafür, dass Ketchup geschmeidig aus der Flasche fließt oder Salz, Kaffeepulver oder Gewürzmischungen nicht verklumpen. Auch in Dragees, Schokolinsen oder Kaugummis können Nanoteilchen enthalten sein, insbesondere auf Süßkram, der von einer harten oder weißen Schicht umzogen ist. Darin befindet sich oft **Titandioxid**. Das ist ein weißes Pigment. Es hat sogar eine eigene Lebensmittelbezeichnung: „E 171" – **egal ob die Zutat in Form von Nanokristallen vorhanden ist oder nicht.…**

…Neben Titandioxid ist Nanosilber derzeit zumindest eines der am häufigsten eingesetzten Nanomaterialien. Wie viel davon in die Nahrung dringt, ist aber bislang ebenso unbekannt."…

…Studien besagen ferner, dass Titandioxid-Nanopartikel Krebs

> oder die Darmkrankheit Morbus Crohn auslösen oder verstärken können...
>
> ...Ob Nanopartikel auch die Blut-Hirn-Schranke, die Plazentaschranke oder die Blut-Milch-Schranke überwinden können, ist jedoch kaum untersucht. Experten fürchten aber, dass dem so ist. Unser körpereigenes Abwehrsystem ist dagegen oft machtlos; es bekämpft normalerweise Fremdkörper, die zehn bis hundert Mal größer sind als die Nanopartikel..."
> Quelle: http://www.nanomagazin.net/lecker-nano/

Soviel zu den harmlosen Bezeichnungen „Hilfsstoffe" oder „Sonstige Bestandteile" in den Beipackzetteln und was sich dahinter verbergen kann. Hinzu kommt, dass das nicht nur für BoxaGrippal und SpaltGrippal gilt, sondern mit großer Wahrscheinlichkeit für fast alle allopathischen Medikamente, die in Tablettenform auf den Markt kommen.

Nicht nur die chemischen **Wirkstoffe,** sondern auch die **Hilfsstoffe** stellen in den meisten Fällen körperfremde Stoffe dar, also Fremdstoffe, teilweise künstliche Stoffe, die es auf der Welt noch nie gegeben hat.

In meinen Augen sind es Gifte!

Ob der Körper diese Gifte

- alle wieder ausscheiden kann
- schnell oder erst nach Jahren und Jahrzehnten wieder los wird

- ablagert, weil die Stoffe körperfremd sind und deswegen nicht auflösbar und ausscheidbar sind
- erst nach Jahrzehnten durch Giftschädigungen sichtbar werden lässt und diese dann als neue „unerklärliche" Krankheiten auftreten

können Untersuchungen nicht leisten.

Behaupten zu wollen, dass die Einnahme dieser Stoffe für den Körper unbedenklich sei, ist utopisch! Insoweit können deutsche wie auch europäische Unbedenklichkeitsbescheinigungen keine Sicherheit vermitteln.

Das heißt jedoch nicht, dass die Untersuchungen nutzlos wären, um Vergiftungspotentiale auf Mensch, Tier, Pflanze und Umwelt zu prüfen.

Im Gegenteil, die Untersuchungen müssten intensiviert und von Lobbyismus und Marketing-Interessengruppen unabhängig gemacht werden. Das ist nicht einfach. Lobbyisten gehen in Brüssel und Berlin aus und ein. In der Presse wird berichtet: „SPD und Union verweigern die Herausgabe von Daten über Lobbyisten, die mit Hilfe der Parteien Hausausweise für den Deutschen Bundestag erhalten. Mit diesen Ausweisen können sich Lobbyisten in den Bundestagsbüros frei bewegen."

Lobbyisten sind vielfach Spezialisten, die oft wegen ihres Fachwissens bei der Formulierung von Untersuchungsaufträgen und in der Gesetzgebung herangezogen werden.

Sie scheinen offensichtlich unentbehrlich zu sein, weil Bund und Länder nicht genügend qualifizierte Beamte haben oder einstellen. Vielleicht ist es jedoch auch deshalb so, weil man nicht genügend fachkundige Leute wegen mangelnder Attraktivität des Öffentlichen Dienstes gewinnen kann.

Wie auch immer: Ein technologisch hoch entwickeltes Land wie die Bundesrepublik Deutschland handelt im Ergebnis mehr als fahrlässig. Der von Lobbyismus geprägte Liberalismus der letzten Jahrzehnte hat auch einen großen Anteil daran, dass personelle Fachkompetenzen des Staates zu Gunsten von Aufträgen an die freie Wirtschaft (Outsourcen) reduziert wurden. Dies weiß ich aus meiner ministeriellen Tätigkeit.

Der mündige Bürger kommt daher nicht umhin, Untersuchungen, ermittelte Grenzwerte und Unbedenklichkeitsbescheinigungen in gesetzlichen Vorschriften mit gesundem Menschenverstand kritisch zu hinterfragen, richtig einzuordnen, im Zweifelsfalle nicht zu glauben.

Für mich ist klar: Kunststoffe, naturfremde Stoffe, Nanopartikel, industriell- chemisch-physikalisch-pharmakologisch- oder wie auch immer neu hergestellte Stoffe, sind für die biologischen Systeme von Mensch und Tier (noch) unbekannte Gifte.

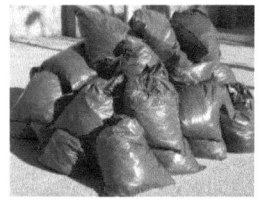

Es wird hunderte und noch mehr Generationswechsel dauern, bis sich die Regulations-, Entgiftungs- und Immunsysteme von Mensch und Tier auf die täglich neu erfundenen Fremdstoffe eingestellt haben. Das ist ein langer Mutationsprozess, der verbunden ist mit einem grausamen Ausleseprozess, den die Menschheit heute schon schleichend erlebt.

Wir vergiften uns also, ob wir es wahrhaben wollen oder nicht, über den Faktor Zeit. Lediglich das Ausmaß und die Schnelligkeit der Vergiftung können wir beeinflussen. Das erfordert allerdings einen drastischen Paradigmenwechsel, eine sofortige Kursänderung, eine sofortige Abkehr von unserem krankmachenden westlichen Lebensstil!

Dazu kann man niemanden zwingen. DIE GRÜNEN erlebten ihre Pleite mit dem propagierten „Veggietag". Nein, wir sind eine freie Gesellschaft, das ist ein sehr hohes und nicht einzuschränkendes Gut!

In einer freiheitlichen Gesellschaft gibt es bereits eine Vielfalt von Informationen, alternativen Untersuchungen und ernstzunehmenden Warnungen, die anders lauten als die „Vorgaben" „amtlich" veröffentlichter Meinungen von staatlichen oder halbstaatlichen Ämtern (Gesundheitsämter, Krankenkassen, Ärztekammern, Schulmedizinische Leitlinien, Ständige Impfkommission, Deutsche Gesellschaft für Ernährung u.a.).

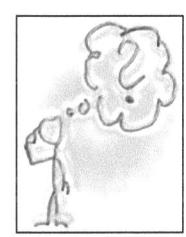

Jeder kann also querchecken, jeder kann sich vollständig (Meinung und Gegenmeinung) informieren und jeder kann seinen eigenen Paradigmenwechsel einleiten. (Hier gemeint: Als Wechsel des Lebensstiles und alternativer Bewertung von fachlichen Zusammenhängen).

Vielen Menschen ist das allerdings, oft aus Unkenntnis und Kompliziertheit der Zusammenhänge, nicht möglich, und häufig kommen auch zwei plausible, menschliche Gründe hinzu:

1. Man merkt und spürt den schleichenden Prozess der Vergiftung nicht (oder nur selten)
2. Man ist auch selten bereit, eine Vorausleistung zu tätigen für einen zweifelhaften Gewinn, der sich sowieso erst später eintreten würde.

Nach meinen Erfahrungen ist man erst dann bereit, auf liebgewonnene „kleine Sünden" zu verzichten (sprich: zu viel Fett, zu viel Fleisch, zu viel Süßes, zu wenig Bewegung), wenn der schleichende Vergiftungsprozess sich tatsächlich durch eine mehr oder weniger ernsthafte „Krankheit" „plötzlich" bemerkbar macht.

Aber selbst dann ist es nicht zu spät, den eigenen „bisherigen Kurs" zu ändern. Der richtige Kurs besteht darin, das Immunsystem, die Entgiftungs-Systeme und die natürlichen Regulationsvorgänge zu unterstützen, anzuregen, zu stärken und hierbei, soweit wie nur irgend möglich, chemische Medikamente zu vermeiden.

Bei chronischen Krankheiten, die von der Schulmedizin nur noch symptomatisch oder palliativ behandelt werden, kann man in der Tat oft mit einem konsequenten „Reset" (wie bei einem „vollgemüllten" Computer, dessen Speicherkapazität erschöpft ist) körperliche Regulationen, bis hin zu einer körpereigenen Heilung, wieder in Gang setzen. Das zeigen nicht nur meine eigenen Erfahrungen.

Detaillierte Ausführungen und Maßnahmen, wie man einen solchen Vorgang erfolgreich einleitet, habe ich in meinem Büchlein beschrieben: „Wie stärke ich mein Immunsystem? Leiden auf Rezept?- Oder wie helfe ich mir selbst?

Die gesetzlichen Vorschriften und die juristisch abgesicherten, verklausulierten Beipackzettel taugen also in keiner Weise, Gesundheitsschäden zu verhindern, die durch angeblich helfende Arzneimittel in der Bevölkerung entstehen werden.

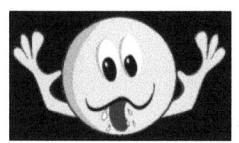

Die Zettel sollen offensichtlich verhindern, dass Schadenersatzklagen von Patienten erfolgreich sein könnten, die sich durch Arzneimittel geschädigt fühlen. Das gilt für freiverkäufliche und rezeptpflichtige Medikamente gleichermaßen.

Wer macht sich wirklich die Mühe, die Beipackzettel von rezeptfreien Medikamenten so zu hinterfragen, wie ich es hier ansatzweise versuche? Wer fühlt sicher genug, die Gefahren für die Gesundheit in den verschiedenen Inhaltsstoffen zu erkennen?

Rezeptfreiheit für ein Medikament heißt nicht, dass es nebenwirkungsfrei ist!

Man könnte es meinen. Das ist aber nicht so. In den Werbespots 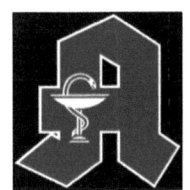 wird nur der gesetzlich vorgeschriebene Hinweis heruntergehaspelt: „Zu Risiken und Nebenwirkungen lesen Sie die Packungsbeilage **und** fragen sie Ihren Arzt oder Apotheker." Das ist gesetzlich vorgeschrieben.

Das Wörtchen „**und**" ist wohlüberlegt! Es hätte ja auch ein „**oder**" genügt. An sich sollte man meinen, dass wir durch einen Arzt oder Apotheker besser aufgeklärt werden, als wenn wir selbst den komplizierten Zettel lesen.

Aus diesem Zusatz „Fragen Sie Ihren Arzt…" bei der Werbung ist inzwischen ein „running – gag" geworden. Er wird verballhornt abgewandelt, wie man vielfach im Internet lesen kann. Er wird einfach nicht ernst genommen, die Beipackzettel werden kaum gelesen.

Befragungen von Verbrauchern haben ergeben, dass 42 % von ihnen den Text der Packungsbeilagen zu lang, 20 % für schlecht verständlich und 17 % die Schriftgröße für zu klein halten. (de.m.wikipedia.org).

Von umfangreichen Hinweisen auf mögliche Neben- und Wechselwirkungen der Arzneien ist in den Werbespots überhaupt nicht die Rede! Der Gesetzgeber hätte ja verlangen können, dass zumindest diejenigen Nebenwirkungen genannt werden müssen, die am häufigsten auftreten können. Das wäre ein bereits ein großer Schritt zur Gesundheitsvorsorge!

Böse Zungen können nun behaupten, das wäre die Absicht des Gesetzgebers gewesen. Das wäre der Kompromiss der Politik mit den Pharmafirmen: Die Werbung für die Medikamente nimmt keinen Schaden, der Warnhinweis wird nicht ernstgenommen, Regressansprüche durch Arzneimittel geschädigter Menschen sind absolut juristisch ausgeschlossen. Genau dieser Fall ist sogar doppelt abgesichert: Man hätte den Arzt oder Apotheker fragen **und** den Beipackzettel selber lesen müssen.

Auf diese Weise bleiben die Umsatzziele der Firmen ungefährdet, die Arbeitsplätze gesichert, die Politik hat „gehandelt", alle Risiken sind beschrieben, der Verbraucher ist selbst schuld, wenn er den komplizierten Beipackzettel nicht liest/ versteht und deswegen zu Schaden kommt. Regressansprüche ausgeschlossen!

Fragt man den Arzt tatsächlich und konfrontiert ihn zum Beispiel mit dem Zitat im nachfolgenden Kästchen, (Beipackzettel SpaltGrippal, Boxagrippal und anderen Ibuprofen haltigen Arzneimitteln) dann zuckt er wahrscheinlich resigniert die Achseln und sagt, das käme halt selten vor.

„Häufig (1 bis 10 %) bis sehr häufig (> 10 %) können gastrointestinale Beschwerden wie Sodbrennen, Übelkeit oder Durchfall auftreten. Das Auftreten von Magen-Darm-Blutungen, Magengeschwüren oder Magenschleimhautentzündungen (Gastritis) sowie Magendurchbrüchen, **auch mit tödlichem Ausgang,** wird gelegentlich beobachtet und hängt von der Dosis und der Anwendungsdauer ab. **Bei älteren Patienten treten diese unerwünschten Ne-**

benwirkungen häufiger auf."   Quelle: Beipackzettel BoxaGrippal

Eine alternatives Medikament hat er nicht, kennt er nicht und für Lebensstil- Änderungen ist er nicht zuständig.

Die Hinweise in den Beipackzetteln der rezeptfreien Grippemittel sind zwar ernsthaft, aber geschickt relativiert, wie man z.B. bei Angabe der Häufigkeit von Nebenwirkungen sehen kann:

„sehr häufig" : > 10 %	**Bemerkung:** Mehr als 10 % können gastrointestinale Störungen auftreten. Wenn man weiß, dass es mehr als 10 % sind, dann kann man auch sagen, ob es 20 der 30 % sind.
„häufig: 1 % - 10 %	
„Bei älteren Patienten treten diese unerwünschten Nebenwirkungen häufiger auf."	**Bemerkung:** Diesen Satz muss man sich auf der Zunge zergehen lasse. Ich empfinde ihn als zynisch. Bei älteren Patienten reicht so ein Hinweis? Keine Prozentangaben? Was heißt „häufiger"? Liegen dieser Aussage Untersuchungsergebnisse zugrunde? Soll es eine juristische Absicherung sein, dass ältere Patienten diese - wenn auch rezeptfreien- Medikamente nicht nehmen sollten, bei unerwünschten Nebenwirkungen keine Regressansprüche stellen können.

Diese rezeptfreien Grippe- und Erkältungsmittel werden mit den hier dargestellten möglichen Nebenwirkungen mit einhämmernder Werbung auf den Markt geworfen.

Rezeptpflichtige, chemische Medikamente gegen Grippe

Rezeptpflichtige Medikamente gegen Grippe greifen mit Sicherheit noch stärker ins körperliche Geschehen ein als rezeptfreie.

Damit steigen auch die sogenannten unerwünschten Wirkungen an. Diese unerwünschten Wirkungen werden in der Abwägung von Nutzen und Schaden vom Arzt wissend in Kauf genommen. Der Patient wird leider bei dieser Abwägung nicht einbezogen. Oft weiß der Patient gar nicht, dass jedes Chemische Arzneimittel unerwünschte Wirkungen hat.

Rezeptfreie, chemische Arzneien gegen eine Krankheit unterscheiden sich häufig nur durch die zugelassene Dosis in jeder einzelnen Tablette.

Boxagrippal und SpaltGrippal sind Beispiele dafür: Wegen der begrenzten zulässigen Dosis an Ibuprofen sind BoxaGrippal und SpaltGrippal rezeptfrei.

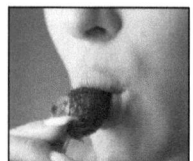
Rezeptfreie Arzneimittel sind keine Lebensmittel! Hinzu kommt, dass Pharma-Hersteller versuchen, Nebenwirkungen zu bagatellisieren, sie sogar zu verschweigen. Studien dazu seien von Ghostwritern geschrieben worden, bestätigt z.B. die Firma Roche bei Tamiflu

Ganz aktuell titelt DIE WELT am 15.1.2015:

Tamiflu hat schwerere Nebenwirkungen als gedacht
Nebenwirkungen sollen von Herstellern verschwiegen worden sein"

Tamiflu ist ein Präparat der Firma Roche und enthält Oseltamivir.

Oseltamivir ist ein Neuraminidase-Hemmer. Es wurde in der EU im Jahre 2002 eingeführt.

Wikipedia:

„**Neuraminidasen** (**Sialidasen**) sind eine Familie von Enzymen, die Sialinsäuren von Amino-Glycoproteinen abspalten und diese damit verdaubar machen. Solche Enzyme sind häufig in Viren, Bakterien, anderen Einzellern und Parasiten und Pilzen zu finden, kommen aber auch in den Lysosomen und den Zellmembranen von Tier und Mensch vor."

„**Oseltamivir** wird neben Zanamivir und Amantadin als Mittel gegen die echte, durch Influenza-A- oder B-Viren ausgelöste Grippe angeboten. Es soll virostatisch wirken, das heißt, Viren an der Vermehrung im Körper hindern; es kann sie jedoch nicht eliminieren oder inaktivieren. »

Die WHO (Weltgesundheitsorganisation) hat **2007 Oseltamivir (Tamiflu)** als Einsatz gegen die Vogelgrippe H5N1 empfohlen.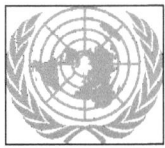

2014 ergab eine Metaanalyse, dass mit Tamiflu die Erkrankungsdauer von 7 auf 6,3 Tage reduziert wurde, dagegen schwere Verlaufsformen der Grippe nicht verhindert werden konnten, die dann im Krankenhaus behandelt werden mussten. (Lungenentzündung, Bronchitis). Nebenwirkungen wie Übelkeit und Erbrechen wurden festgestellt, und bei einer nur prophylaktischen Einnahme gegen Grippe traten Kopfschmerzen, psychiatrische und nierenschädigende Effekte auf. (Quelle Wikipedia, siehe Anhang)

Dem Arzt stehen folgende chemischen Grippemittel zur Verfügung:

- Tamiflu

Tamiflu enthält:	Häufigste Nebenwirkungen:
- Der Wirkstoff ist Oseltamivirphosphat (12 mg/ml Oseltamivir nach Zubereitung). - Die sonstigen Bestandteile sind: Sorbitol (E 420), Natriumdihydrogen-citrat (E 331), Xanthan-Gummi (E 415), Natriumbenzoat (E 211), Saccharin- Natrium (E 954), Titandioxid (E 171) und Aroma.	- Übelkeit - Erbrechen - Durchfall - Magen- bzw. Bauchschmerzen - Kopfschmerzen

- Zanamivir (Relenza)

Zanamivir ist der erste Arzneistoff aus der Gruppe der Neuraminidase-Hemmer, der zur Therapie der Grippe (Influenza) eingesetzt wurde. Das Arzneimittel Relenza® wurde durch Biota Holdings, Australien, entwickelt, es wird seit 1999 von GlaxoSmithKline vertrieben und unterliegt der ärztlichen Verschreibungspflicht.	Die häufigsten unerwünschten Arzneimittelwirkungen treten bei Personen mit Asthma bronchiale oder chronisch obstruktiver Lungenerkrankung und mit einer einer mehr als 20 %igen Reduktion der Lungenfunktion (FEV1 oder Peak Flow) auf. Mitunter kam es hier zu schweren Bronchospasmen mit vereinzelten Todesfällen.

- Amantadin

.. ist ein Arzneistoff, der zur Behandlung der vom Influenza-A-Virus ausgelösten Influenza geeignet ist. Amantadin kann in therapeutischer Dosis die Fieberdauer einer Grippeerkrankung des Typ-A-Virus **um etwa einen Tag verkürzen**	**Auf Grund häufig auftretender Nebenwirkungen**, wie z. B. Durchfall, Depressionen, epileptischer Anfälle, Tachykardie und peripherer Ödeme, wird dieses Medikament **nur noch selten angewendet..**

Wie oft und wie schnell allopathische Mittel ihren angepriesenen Wert verlieren, zeigt sich wieder einmal bei diesen rezeptpflichtigen Grippemitteln, die sogar von der WHO empfohlen wurden.

Davon abgesehen muss man sich einmal klarmachen, dass viele Menschen wegen Grippe mit Fieber zum Arzt gehen und sie bekommen ein Medikament wie Amantadin. Informiert der Arzt über das, was in dem Kästen links bei „Amantadin" steht? Dass nämlich das Mittel die **Fieberdauer nur um einen Tag** verkürzen kann?

Würde man tatsächlich bei einer 7-tägigen Fiebergrippe die „Gifte" Amantadin oder Tamiflu, mit den dargestellten Nebenwirkungen, einnehmen, wenn von den sieben Tagen immer noch sechs fiebrige übrigbleiben?

Ich würde es nicht tun, und viele Menschen würden sich ebenfalls weigern, wenn dieser Sachverhalt vorher bekannt wäre. Nur ein Tag Fieberverkürzung? Das ist doch ein Witz, oder? Hinzu kommt, dass auch ein schwerer Verlauf der Krankheit nicht vermieden werden kann, so dass doch noch eine Einweisung in ein Krankenhaus erfolgen muss.

Leider ist das kein Witz. Es ist die hilflose Wirklichkeit der Schulmedizin! Das Zaubermittel Antibiotikum wirkt eben nicht gegen Viren, wie man weiß.

Während Amantadin nur noch selten angewendet wird, verkürzt das noch gängige Grippemittel **Tamiflu** (eine Empfehlung der WHO) auch nur die Grippesymptome um einen halben Tag.

Spiegel online berichtete 2014 folgendes:
„Umstrittenes Grippemittel Tamiflu hat keine Wirkung"

> Tamiflu ist das meistverkaufte Grippemittel der Welt, aus Angst vor einer starken Grippe-Epidemie haben es viele Länder eingelagert. Nun zeigt eine aktuelle Analyse: Das Medikament verkürzt die Symptome der Krankheit nur um einen halben Tag.

http://www.spiegel.de/wissenschaft/medizin/tamiflu-umstrittenes-grippemittel-hat-keinen-nutzen-a-963768.html

Man muss es sich vorstellen: Auch Tamiflu, das weltweit meistverkaufte Grippemittel, ist ohne eine relevante Wirkung. Millionen Menschen wurden mit mangelhaft erforschter Chemie gefüttert! Es ist die Frage, ob die „moderne" Medizinindustrie letztlich mehr Schaden als Nutzen anrichtet. Hat etwa eine „unanständige" Gewinnmaximierung Vorrang vor Sorgfalt und Verantwortung?

Das Robert Koch Institut, verweist unter „Therapie zur Grippe" mit einem Link auf das Deutsche Ärzteblatt.

Darin steht u.a. folgendes:

Therapie: Neuraminidasehemmer, Deutsches Ärzteblatt, 13.3.2015

„Die mit nicht vorhersagbarer Häufigkeit und unterschiedlicher Schwere saisonal auftretenden Influenzaviruserkrankungen verursachen eine sehr hohe Krankheitslast.

Allein in Deutschland sterben jährlich im Durchschnitt 5 000 bis 8 000 Menschen (in der Saison 2012–2013 > 20 000) an den Folgen einer Influenzaerkrankung. Die in vielen Ländern zur Prävention empfohlene jährliche Grippeimpfung ist derzeit die bestmögliche Schutzmaßnahme.

Die verfügbaren Impfstoffe bieten allerdings keinen absoluten Schutz, und ihre Wirksamkeit, die zwischen circa 20 Prozent und 70 Prozent liegt, ist abhängig von den tatsächlich kursierenden Virusvarianten.

Die verschreibungspflichtigen Neuraminidasehemmer Tamiflu® (Oseltamivir) und Relenza® (Zanamivir) ergänzen die Möglichkeiten zur Vermeidung schwerer Erkrankungen und können in besonderen Situationen zur Influenzavorbeugung und -therapie eingesetzt werden."

Es ist wie so oft in der Schulmedizin: Es dauert eben immer etwas länger, bis Irrtümer eingestanden werden.

Ich möchte an dieser Stelle jedoch kein Missverständnis aufkommen lassen: Chemische, **allopathische** Medikamente sind oft unverzichtbar, **besonders in der Notfallmedizin!**

Das ist das eine, das gute Gesicht der Allopathie.

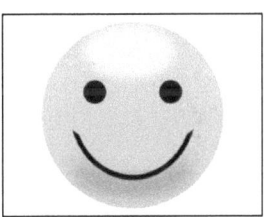

Info: Allopathie = Behandlungsart mit Mitteln, die der Krankheit entgegen wirken. Homöopathie= Heilverfahren mit stark verdünnten und potenzierten Stoffen, die in konzentrierter Form eine ähnliche Krankheit verursachen können: Ähnliches mit Ähnlichem heilen.

Das andere, das schlimme Gesicht, zeichnet sich aus durch:

- Arzneimittelskandale
- schwere Erkrankungen durch Einnahme von Arzneimitteln

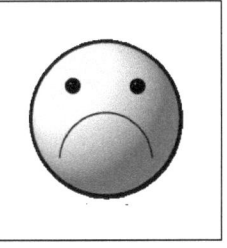

- Gesundheitsschäden durch Nebenwirkungen chemischer Medikamente und ihrer unverträglichen Wechselwirkungen mit wiederum anderen chemischen Arzneien. Hinzu kommt, dass diese Schäden mit Sicherheit nicht ausreichend erforscht und dokumentiert sind.

Evidenzbasierte Medizin?
(Duden: Evidenzbasierte Medizin = auf der Basis empirisch zusammengetragener und bewerteter wissenschaftlicher Erkenntnisse erfolgend)

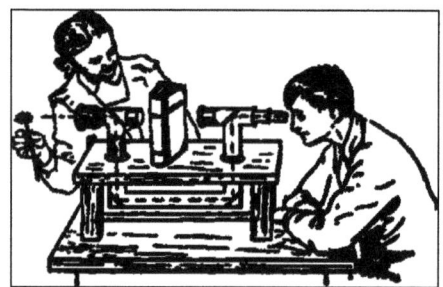

Ohne der Pharma-Industrie nahetreten zu wollen: In dem Buch „Wo ist der Beweis- Plädoyer für eine evidenzbasierte Medizin" wird behauptet, das 90 % der Studien von der Industrie durchgeführt werden. Zitat:
„Ein neues Medikament in den Handel zu bringen, kostet bis zu 800 Mio. Dollar: ... Wo so viel auf dem Spiel steht, können Idealvorstellungen von einem fairen Test schon mal baden gehen."

Berechtigte Angst vor Grippe-Epidemien (Pandemien)

Es gibt vier gute Gründe für die Sorge der WHO und vieler Staaten auf der Welt, dass jährlich Grippe-Wellen und Epidemien sich plötzlich zu weltweiten großen Grippe-Epidemien mit vielen Millionen Toten ausweiten könnten, so wie es bei der Spanischen Grippe 1918 - 1920 erfolgte.

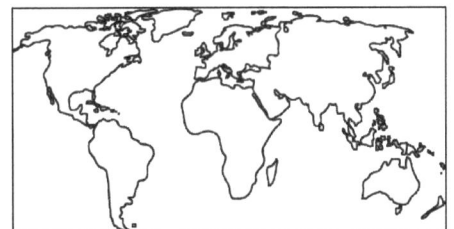

Die vier Gründe zur Sorge vor Grippe-Pandemien:

1. Es gibt keine antiviralen Grippemittel. Gegen Viren helfen keine Antibiotika
2. Grippe-Impfungen versagen häufig wegen Antigen-Shift
3. Unüberlegter und massenweiser Einsatz von Antibiotika und der damit erzeugten Resistenzen gefährdet eine erfolgreiche Behandlung von lebensgefährlichen bakteriellen Lungenentzündungen, die häufig als eine Sekundärerkrankung auftreten können (wie bei der Spanischen Grippe)
4. Die aus verschiedenen Gründen zunehmende Immunschwäche weiter Bevölkerungskreise

In den Gremien der WHO war man sicherlich sehr erleichtert, als man glaubte endlich ein Mittel gefunden zu haben, um eine weitere Verbreitung der Viren im menschlichen Körper verhindern zu können. Man empfahl Oseltamivir (Tamiflu), als Mittel bei einer Grippe-Epidemie.

Gesundheitsbehörden auf der ganzen Welt gaben Milliarden Euro aus, um das Medikament für den Ernstfall einzulagern. (Inzwischen haben die eingelagerten Medikamente das Verfalldatum überschritten).

Wie DIE WELT am 18.1 2012 berichtete, stimmen die von den Herstellern behauptete antivirale Wirkungen nicht:

> "Für Aussagen, nach denen Tamiflu die Übertragung des Influenzavirus hemmen und schwere Komplikationen bei Grippepatienten verhindern soll, haben wir in den von uns geprüften Daten keinerlei Grundlage gefunden", schreiben Tom Jefferson von der Cochrane Collaboration in Rom und seine Kollegen.
>
> Genau diese vom Hersteller proklamierten Effekte seien aber der Grund, warum die WHO Tamiflu als Notfall-Grippemittel bei Epidemien und Pandemien empfehle, betonen die Forscher."
>
> Quelle: Die Welt, siehe auch Anhang

Damit haben sich auf absehbare Zeit die Aussichten verschlechtert, potente, wirksame Mittel in Tablettenform anbieten zu können, die bei Grippe helfen, heilen und die Entstehung von Epidemien, geschweige denn von Pandemien, verhindern.

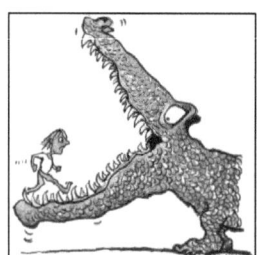

Angesichts der historischen Hilflosigkeit der Medizin gegenüber den Grippe-Viren könnte einem angst und bange werden.

Grippe-Pandemien

Unter einer **Pandemie** versteht man eine Länder- und Kontinent übergreifende Ausbreitung einer Krankheit.

Berichte über immer wiederkehrende Grippe-Pandemien im Laufe der Geschichte hat es häufig gegeben.

Sandra Perko schreibt in ihrem Buch „Die homöopathische Behandlung der Grippe", dass vermutlich die erste wirkliche Pandemie um 1510 aufgetreten ist.

Die Geschichte der Grippe-Pandemien der letzten 200 Jahre beschreibt W.I.B. Beveridge (Influenza: The Last Great Plague).

1932 - 1733
1781 - 1782
1800 - 1802
1830 - 1833
1847 - 1848
1857 - 1858
1889 - 1892

Aus diesem Buch zitiert Sandra Perko fünf Pandemien und macht auf eine verblüffende Ähnlichkeit mit der Asiatischen Grippe (1957 – 58) aufmerksam.

Viele Grippe-Epidemiologen betrachten die letzte der Pandemien (von 1891-1892) als den Beginn der Grippe der Neuzeit.

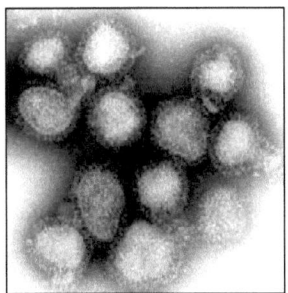

Influenzavirus A/Hong Kong/1/68 bei 70.000-facher Vergrößerung

Quelle: https://upload.wikimedia.org/wikipedia/commons/d/dc/Influenza_virus.png

Welche Grippewellen, die jederzeit wieder auftreten können, hat es ab 1900 gegeben?

Jahr	Pandemie	Virus -Typ	Mio. Tote
1918 -1920	Spanische Grippe	A/ H1N1	25- 50
1957	Asiatische Grippe	A/ H2N2	1
1968	Honkong Grippe	A/ H3N2	0,7
1977 - 1978	Russische Grippe	A/ H1N1	0,7
2009	Schweinegrippe	A/ H1N1	0, 018

Abb:
Quelle: Wikipedia (Bei der Russischen und der Schweinegrippe ist die Einstufung als Pandemie umstritten)

- Die Spanische Grippe grassierte von 1918 bis 1920 weltweit und wurde durch ein besonders aggressives Influenzavirus vom Subtyp **A/H1N1** verursacht, wie man erst viele Jahre später feststellte. Die Grippe forderte mindestens 25 Millionen Tote. Schätzungen gingen von 40 bis 50 Millionen Opfern aus.

- Die Asiatische Grippe brach 1957 vermutlich in China aus und wurde durch das Influenzavirus A/Singapore/1/57 (H2N2) ausgelöst, der Kombination eines menschlichen und eines Geflügelvirus. Bis 1958 starben etwa zwei Millionen Menschen an ihr.

- Der Hongkong-Grippe 1968 bis 1970 fielen weltweit zwischen einer und zwei Millionen Menschen zum Opfer. Verursacher der Pandemie war das Influenzavirus A/H3N2, einer Kombination der Vogelgrippe mit menschlichen Influenzaviren.

- Die Russische Grippe (1977-1978) wurde durch das weltweite Wiederauftreten des Influenzavirus vom Subtyp **A/H1N1** verursacht, der dem Virus der Spanischen Grippe entsprach.

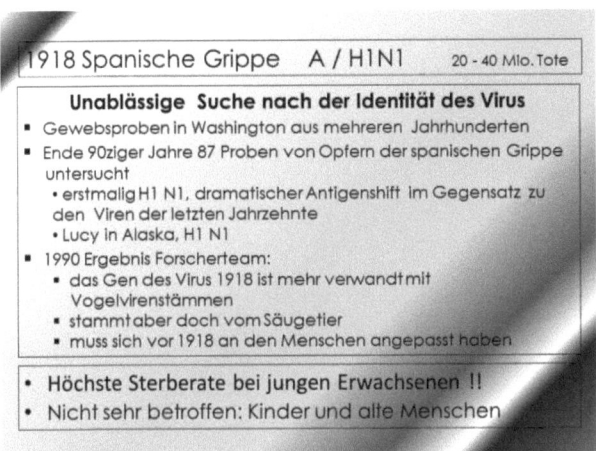

Wie ich bereits erwähnte, war der Erreger der Spanischen Grippe zunächst nicht bekannt. Man vermutete als Verursacher ein Bakterium.

Tatsächlich ist das Bakterium „Haemophilus influenzae" auch bei echten Grippen präsent und macht sich mit sekundären Symptomen bemerkbar. Es profitiert möglicherweise davon, dass der Mensch bereits durch die Grippeviren geschwächt wird. Dadurch wird oft eine zusätzliche ernsthafte Zweiterkrankung möglich.

Haemophilus influenzae lebt ausschließlich in den Schleimhäuten des Menschen, vor allem in denen des oberen Atmungssystems (Nase, Rachen, Luftröhre) und verursacht dort entzündliche Erkrankungen (Epiglottitis, Bronchitis, Pneumonie). Übertragen wird das Bakterium vor allem als Tröpfcheninfektion, außerhalb der Schleimhäute ist es nur kurz lebensfähig. Aufgrund seiner Präsenz besonders bei Grippeerkrankungen hielt man es früher für den Erreger der Grippe, bis man das Grippevirus als tatsächlichen Verursacher identifizieren konnte. *H. influenzae* wird daher bei der Grippe als Erreger sekundärer Symptome angesehen, der von der Schwächung des Menschen durch die Viren profitiert.   Quelle: Wikipedia

Das Bakterium soll ausschließlich in den Schleimhäuten von Nase, Rachen und Luftröhre leben und durch Tröpfcheninfektion übertragen werden.

An dieser Stelle muss bereits die erste therapeutische Maßnahme ansetzen: Niesende, hustende Menschen sollten sich nicht mehr in die Öffentlichkeit begeben.

Dafür sprechen drei Gründe:

1. Es werden keine anderen Menschen angesteckt

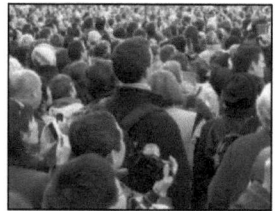

2. Es ist in Betracht zu ziehen, dass man möglicherweise eine Virusgrippe hat, die mit einer aufgepfropften bakteriellen Entzündung der Schleimhäute von Nase, Rachen (einschließlich der Mandeln und des Mittelohres) und Bronchien einhergeht

3. sofort mit dem später dargestellten Selbsthilfe- Programm beginnen zu können.

Das **Selbsthilfe- Programm** hilft nämlich sofort, wie ich darlegen werde, unabhängig davon, ob Viren oder Bakterien die Verursacher sind.

Boxagrippal und SpaltGrippal z.B., so lustig die Reklame ist, taugen nicht zur Gesundung. Sie verschleiern unter Umständen durch eine Unterdrückung von Symptomen eine echte Grippe. Dies kann eine ernsthafte Entwicklung einleiten, bis hin zu einer gefährlichen Lungenentzündung, die eine Einweisung in ein Krankenhaus erfordert.

So kann man bei Wikipedia nachlesen, dass die **meisten Todesfälle** bei Grippe nicht direkt durch das Virus verursacht wurden, sondern durch sekundäre bakterielle Lungenentzündungen.

Auf die Gefahr einer sekundären bakteriellen Lungenentzündung bei Grippe habe ich bereits im Zusammenhang mit dem Grippemittel Tamiflu hingewiesen:

> Die WHO empfahl 2007 das Grippemittel Tamiflu als Einsatz gegen die Vogelgrippe H5N1. 2014 ergab eine Metanalyse, dass mit Tamiflu die Erkrankungsdauer von 7 auf 6,3 Tage reduziert wurde, **dagegen schwere Verlaufsformen nicht verhindern konnten, die dann im Krankenhaus behandelt werden mussten.** (Lungenentzündung, Bronchitis)

Wenn also die meisten Todesfälle heute, wie bei der Spanischen Grippe, auf eine bakterielle Lungenentzündung als zusätzliche Komplikation zurückzuführen sind, dann kann ich nur immer wieder betonen, dass Grippemittel wie Tamiflu und auch virale Grippe-Impfungen sowieso die falschen Maßnahmen sind, um die hohe Zahl an Grippetoten zu verringern. Denn sie verringern nachgewiesen nicht die Zahl der Todesfälle, bzw. die Krankenauseinweisungen wegen einer sekundären bakteriellen Lungenentzündung.

Sonderfall - Die Spanische Grippe

Die Letalitätskurve (Letalität = das Verhältnis der Todesfälle durch eine Erkrankung zur Zahl der Erkrankten) der Spanischen Grippe zeigt eine W- förmige Kurve auf.

Während sonst bei üblicher Grippe besonders viele junge und alte Menschen versterben (U-förmige Letalitätskurve), gab es bei

Altersgruppe	Spanische Grippe	1957	1968
	Letalität %	Letalität %	Letalität %
Jünger als 65 J	99	36	48

der Spanischen Grippe ein zusätzliches atypisches Maximum an Todesfällen im Bereich der 20- bis 40-Jährigen (W- förmige Kurve).

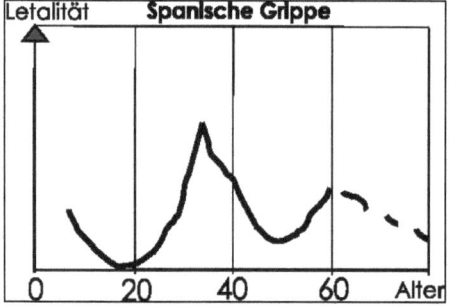 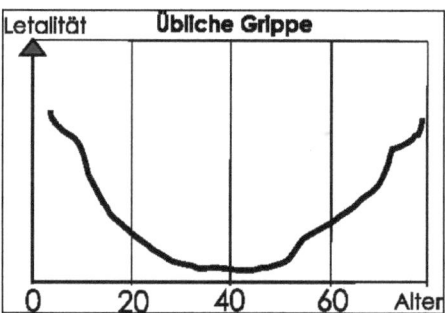

Diese Eigenart der Spanischen Grippe wurde schon bei der Pandemie von 1889/90 beobachtet. Insgesamt werden die Todesfälle der 20- bis 40-Jährigen bei der Spanischen Grippe auf nahezu die Hälfte der gesamten Pandemietoten geschätzt.

Als weitere Einzigartigkeit der Spanischen Grippe lag die Letalität bei Personen unter 65 Jahren deutlich höher als bei der Bevölkerung über 65; etwa 99 % der Toten entfielen auf die erste Gruppe, gegenüber 36 % und 48 % bei den Pandemien von 1957 und 1968.

Bis heute bleiben Fragen offen, die nicht eindeutig geklärt sind.

Es ist z.B. absolut unverständlich, dass gerade junge, kräftige Erwachsene (20-40jährig) starben. Es besteht ein starker Verdacht, dass Aspirin seinerzeit diesen verheerenden Einfluss ausgeübt hat, denn nur diese Gruppe bekam Aspirin (s. Seite...).

Noch unverständlicher ist für mich, dass heute niemand zu Grippezeiten **vor Aspirin warnt!**

Mikroorganismen sind nicht auszurotten

Der Grippevirus besitzt je nach Umwelteinflüssen eine unterschiedliche Stabilität und Infektiosität. Deswegen sind die folgenden Angaben auch zur eigenen Risikoeinschätzung von einigem Interesse:

Temperaturabhängige
Umweltstabilität und Infektiosität von Grippe-Viren

▪ Bei normaler sommerlicher Temperatur von 20 ° an Oberflächen angetrocknete Viren	2- 8 Stunden
▪ Im Wasser bei 22 °	4 Tage
▪ Bei 22 ° in Exkrementen und	4 Tage

	Geweben verstorbener Tiere	
▪	Im Wasser bei 0°	<30 Tage
▪	Im Eis	unbegrenzt infektionsfähig
▪	> Körpertemperatur	deutliche Verringerung
▪	Bei 56 °	Nach 3 Std Inaktivierung
▪	> 70°	Zerstörung und Verlust der Infektiosität

Quelle: Wikipedia

Unter diesen Voraussetzungen wird die Ausbreitung von Grippewellen, werden Grippeepidemien und die Entstehung von Pandemien in Zukunft kaum zu verhindern sein.

Mikroorganismen, zu denen Bakterien und auch Viren im weitesten Sinne gehören, sind nicht auszurotten, weder die „guten" noch die „schlechten". Sie sollen bereits vor etwa 3, 8 Milliarden Jahren aufgetreten sein, die ersten „modernen" Menschen dagegen erst vor etwa 130.000 Jahren. (Wikipedia)

Prof. Dr. R. Gottschalk: **„Wir können die meisten neuen Infektionskrankheiten überhaupt nicht behandeln".**

Der Leiter des Frankfurter Gesundheitsamtes (seit 2011), Prof. Dr. Dr. René Gottschalk, (als Experte für Seuchenschutz international anerkannt, berät die Bundesregierung) hat sich in einem Interview der Frankfurter Neue Presse am 2.2.2015 zum Thema Infektionskrankheiten (Ausbreitung von viralen Seuchen, Ebola usw.) u.a. wie folgt geäußert:

PROF. GOTTSCHALK: „Ein Virus, das es lernt, die Tier-Mensch-Schranke zu überwinden und sich von Mensch zu Mensch weiterzuverbreiten, verliert in der Regel auch seine hohe Tödlichkeit. Irgendeinen Preis muss das Virus zahlen. Das war bis jetzt immer so. Ein Erreger, der auf der Welt neu entsteht mit einer Tödlichkeit von 80 Prozent, der gleichzeitig alle Menschen befallen kann, das ist sehr unwahrscheinlich.

.... Das wäre auch gar nicht im Interesse des Erregers. Der will überleben. Das kann er, indem er Menschen befällt, diese krank macht und dafür sorgt, dass er weiterverbreitet wird. Patienten, die sterben, sind als Weiterverbreitungsobjekt verständlicherweise nicht besonders gut geeignet, weil sie nur noch relativ wenige Kontakte haben. Deshalb sind etwa frühere Ebola-Ausbrüche von selbst zum Stehen gekommen, weil die Menschen so schnell gestorben sind, dass der Erreger sich gar nicht ausbreiten konnte.

Das ist bei Grippe anders. Der Grippeerreger ist „schlau". Grippe tötet nicht viele Leute, die meisten haben irgendeine Vorerkrankung. Aber sie steckt viele Menschen an. Ein Erreger muss immer von einem von einem Patienten zum anderen kommen.

Frage: Es gibt aber auch Erreger, die auf Oberflächen extrem lange haltbar sind – der multiresistente Acinetobacter baumanii etwa, mit dem sich in Kiel zuletzt 31 Patienten infizierten, von denen 12 starben.

PROF. GOTTSCHALK: Es gibt Schätzungen, dass etwa 100 000 Menschen in Deutschland den Acinetobacter sowieso in sich tragen. Alle multiresistenten Keime sind Erreger, die in der Welt ganz natürlich vorkommen. Die werden nicht im Krankenhaus hergestellt, um sie auf andere Patienten zu übertragen. Es sind fast immer Patienten, die diese Erreger einschleppen.

Frage: Warum ist das so gefährlich?

PROF. GOTTSCHALK: In einem Krankenhaus liegen sehr schwer kranke Menschen, insbesondere auf der Intensivstation. Wird dort ein solcher Keim eingeschleppt und gelangt er in die Blutbahn oder in offene Wunden, ist er auch für sonst Gesunde gefährlich, weil er dort nicht hingehört und Antibiotika dagegen nicht mehr greifen.

Multiresistente Erreger sind das Thema der Zukunft. Eine Gefahr für die normale Bevölkerung besteht aber nicht....

Frage:.... Nehmen wir mal an, wir haben ein Virus, das ähnlich tödlich, aber leichter übertragbar ist und das schon ansteckend ist, bevor überhaupt Symptome auftreten. Was machen wir dann?

PROF. GOTTSCHALK: Da können wir nicht viel machen. Bei Erkrankungen, die ansteckend sind, bevor die Patienten Symptome entwickeln, können wir einer Ansteckung nur vorbeugen, indem wir die Menschen „interpersonell distanzieren" – dann gibt es eben keine Küsschen mehr auf die Wange, und im Restaurant tragen Sie einen Mundschutz. Anders geht es nicht.

Frage: Sie klingen so entspannt. Haben Sie keine Bedenken, dass uns mal ein Virus heimsucht, das uns ernsthafte Probleme bereitet?

> PROF. GOTTSCHALK: Ich habe Respekt vor Infektionskrankheiten. Aber ich bin auch sicher, dass unsere seuchenhygienischen Maßnahmen für alle Formen der derzeit bekannten Seuchen ausreichen. **Anders verhält es sich bei der Therapie. Wir können die meisten neuen Infektionskrankheiten überhaupt nicht behandeln.** Aber die seuchenhygienischen Maßnahmen, die funktionieren immer, unabhängig vom Erreger. In Frankfurt haben wir das schon oft gezeigt: Wir hatten SARS, wir hatten Lassa, wir hatten Ebola.
>
> Quelle: Frankfurter Neue Presse vom 2.2.2015

Prof. Gottschalk sagt also im Zusammenhang mit Ebola: „Wir können die meisten neuen Infektionskrankheiten überhaupt nicht behandeln."

Eine ehrliche Aussage.

Fazit: Auch zur Behandlung von echten Grippeerkrankungen oder anderen **viralen** (nicht bakteriellen) Infektionskrankheiten stehen derzeit keine wirksamen Mittel zur Verfügung!

Grippeimpfungen -
Der sich ständig ändernde Grippevirus – Antigenshift

Die Grippe-Erreger, die Influenza-Viren, sind weltweit verbreitet. Es gibt die Typen A, B, und C.

Influenza-A-Viren können große Grippe-Wellen verursachen, von Epidemien bis hin zu Kontinent übergreifenden Pandemien. Sie können leichte bis schwere, lebensbedrohliche Krankheitsverläufe auslösen.

Influenza-B-Viren verursachen in der Regel leichte bis mittelschwere Erkrankungen, die ebenfalls zu Epidemien führen können.

Influenza-C-Viren sollen (laut Betriebsarzt des Uniklinikums Heidelberg) meist nur harmlose Infektionen auslösen. Der Mensch selbst ist meistens das Virus-Reservoir. Aber auch Tiere, vor allem Schweine und Vögel, können von Influenza-A-Viren befallen werden.

In Regionen, in denen Menschen und Tiere auf sehr engem Raum miteinander leben, können sich Influenza-Viren, die hauptsächlich Tiere befallen und solche an denen überwiegend Menschen erkranken, "vermischen" und neue Subtypen bilden.

Eine Besonderheit der Influenza-Viren ist ihre Variabilität. Das Virus wechselt sein Aussehen immer wieder, wobei sich einzelne Virusbestandteile verändern.

Veränderungen der Influenza-A-Viren, und in geringerem Ausmaß die der Influenza-B-Viren, sind die Auslöser regelmäßig wiederkehrender, kleinerer und größerer Grippe-Wellen. Sie treten auf der Nordhalbkugel, in den Ländern mit gemäßigtem Klima, in der Regel im Zeitraum zwischen Dezember und April auf.

Das Helmholtz- Zentrum für Infektionsforschung (HIZ) räumte am 19.2.2015 ein, dass der Grippeimpfstoff nicht so die erwartete Wirkung hat, gerade weil Viren sich verändern können. Diese Veränderung nennt man Antigenshift, worauf ich eingehe.

Grippe-Impfstoff wirkt nicht wie gedacht
Experten des HZI geben eine Einschätzung der Lage und erklären die Ursachen (19.02.2015)

…Grund für die schwächere Wirksamkeit ist eine in diesem Jahr kursierende H3N2-Variante, die gegenüber dem Impfstoffvirus leicht verändert ist. „Der Influenzastamm für die Herstellung des Impfstoffs wird im vorausgehenden Jahr bestimmt. Hierfür wird eine Voraussage auf Basis des Vorjahres und den zu dem Zeitpunkt kursierenden Influenzaviren getroffen.

Die Voraussagen sind meistens sehr gut, nur leider nicht immer", sagt Schughart, obwohl sich die Vorhersage (auf Daten aus über 100 nationalen Referenzlaboratorien der Welt) an die WHO bezieht.

Auf Basis dieser Daten wird dann, nach Beratung mit Experten, der Stamm für die Herstellung des Impfstoffs ausgewählt. **„Trotz aller Bemühungen bleibt es schwer, die genauen Influenza-Subtypen, gegen die der Impfstoff wirken muss, so weit im Vo-**

> **raus schon zu bestimmen", sagt Guzmán.**
>
> „Wir müssen also weiter an besseren Methoden für die Vorhersagen arbeiten und darüber hinaus nach neuen Impfstoffen suchen, die Schutz gegenüber allen Influenza-A-Typen bieten."
>
> Für dieses Jahr ist das zu spät, und es muss mit einer stärkeren Grippewelle gerechnet werden als in den vergangenen Jahren. „In den USA ist die Grippewelle bereits vorbei und das dort kursierende Virus scheint stärkere Symptome zu verursachen, als in vorangegangenen Epidemien", meint Schughart weiter.
>
> „In Deutschland steht der Gipfel noch bevor. Wir müssen aber mit einem ähnlichen Verlauf rechnen". Bereits in den vergangenen drei Wochen ist die Zahl der Influenzainfektionen in Deutschland stark gestiegen, der Höhepunkt wird aber erst in den kommenden drei Wochen erwartet".

Zu dieser Mitteilung kann ich nur bemerken: Verklausulierter kann man das Scheitern nach der Suche eines wirksamen Grippemittels nicht formulieren. Dennoch wird ohne Rücksicht auf mögliche Nebenwirkungen eine Grippe-Impfung vom Robert Koch-Institut empfohlen.

Das ist die gleiche Bundesbehörde, die Impfpflicht gegen Masernerkrankungen fordert.

Jeder weiß aus seinem Umfeld, dass trotz Grippe-Impfungen Menschen an Grippe erkrankt sind. Keine Impfung bietet einen hundertprozentigen Impfschutz, selbst die Tetanusimpfung nicht, was ich anfänglich noch geglaubt hatte. (s. Tolzin „Die Tetanuslüge", basierend auf amtlichen Daten des Robert Koch Institut, geschrieben von Tolzin).

Das Problem (und die Gefahr) der Entstehung von Grippewellen und Grippe Pandemien, ist das Veränderungsvermögen der Viren hin zu neuen Varianten (Typen oder Subtypen) des Grippevirus:

> **„Antigenshift** bezeichnet den Austausch genetischer Informationen zwischen verschiedenen Virusarten oder Subtypen.
>
> Dazu müssen die Viren ein segmentiertes Genom besitzen, damit einzelne Segmente zwischen den Viren innerhalb der gleichen Zelle während der Vermehrung vertauscht werden können; der genetische Vorgang selbst wird Reassortment bzw. Reassortierung genannt.
>
> Der Ausdruck Antigenshift ist besonders von Influenzaviren bekannt, da **ein Antigenshift zum Auftreten neuer pathogener Varianten führt und für den Ausbruch weltweiter Pandemien verantwortlich ist.**
>
> Im Gegensatz zur Antigendrift wird hier eben ein ganzes Gensegment ausgetauscht. Dadurch entstehen neue Subtypen mit neuen Kombinationen von Oberflächenantigenen (zum Beispiel Hämagglutinin und Neuraminidase bei Influenza A/H5 N1).
>
> Bedingung für einen Antigenshift ist die gleichzeitige Infektion einer Wirtszelle (zum Beispiel im gemeinsamen **Wirt Schwein oder Ente**) durch unterschiedliche Virusstämme. Man vermutet, dass dem Antigenshift ein gezielter viraler Mechanismus zugrunde liegt, der Antigenshift also nicht zufällig passiert."
>
> Quelle: Wikipedia

Bildlich kann man sich den Vorgang wie in der folgenden Abbildung vorstellen.

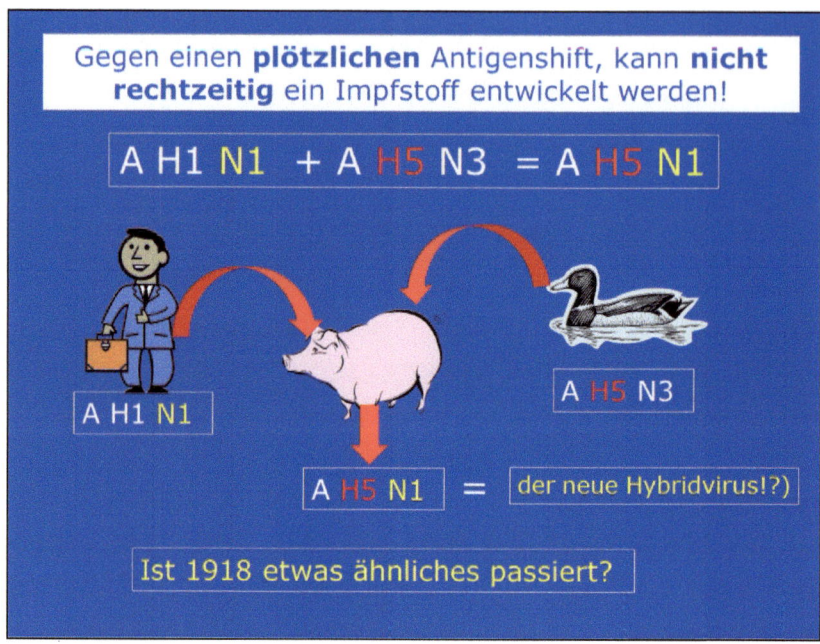

Die meisten neuen Infektionskrankheiten sind nicht behandelbar

Prof. Dr. R. Gottschalk sagt im Zusammenhang mit Ebola: „Wir können die meisten neuen Infektionskrankheiten überhaupt nicht behandeln." (siehe Interview)

Das gilt auf absehbare Zeit auch für Grippe. Wegen des **„gerade bei Influenzaviren besonders auftretenden Antigen-Shifts, der zum Auftreten neuer pathogenen Varianten führt und für den Ausbruch weltweiter Pandemien verantwortlich ist".**
Zitat des HIZ (Helmholtz-Zentrum für Infektionsforschung (HZI), s. Info-Kasten)

Durch den Antigen-Shift wird klar: Zur Behandlung von echten Grippeerkrankungen oder anderen **viralen** (nicht bakteriellen) Infektionskrankheiten stehen derzeit keine wirksamen Mittel zur Verfügung!

Darüber hinaus bin ich überzeugt, dass es auf absehbare Zeit keine prophylaktische wirksame Grippeimpfung mehr geben wird, die eine Grippeerkrankung nachweislich verhindert.

Wie will man evidenzbasiert beweisen, dass Grippeimpfungen wirken? Ein Beweis wäre, wenn alle geimpften Personen von einer Grippe verschont blieben. Das ist, wie viele Beispiele zeigen, nicht der Fall. Die Zahl der jährlichen Grippekranken ist beträchtlich. Trotz Impfung!

Ich behaupte: Die Zahl der an Grippe erkrankten Menschen, die nicht geimpft sind, ist im Verhältnis zur Zahl der an Grippe erkrankten Menschen, die geimpft wurden, sogar wesentlich geringer.

Eines unserer Grundrechte ist das Recht auf körperliche Unversehrtheit'

Lässt sich die Gesundheitspolitik durch das Robert Koch Institut zu „Zwangs-Impf-Empfehlungen", ohne ausreichende evidenzbasierter Daten, verleiten?

Dieses Grundrecht auf körperliche Unversehrtheit müssen natürlich die verantwortlichen staatlichen Behörden, und das ausschließlich aus öffentlichen Mitteln finanzierte Robert-Koch-Institut besonders beachten. Das schließt die Mitglieder der Ständigen Impfkommission (STIKO, siehe Info-Kasten) ein.

Es verpflichtet alle Beteiligten es auch dann durchzusetzen, wenn sie generell von der Wirksamkeit von Impfungen überzeugt sind, oder wenn sie gar in irgendeiner Form Beziehungen zur Pharmaindustrie haben.

> Die 12- bis 18-köpfige **ständige Impfkommission** (STIKO, zurzeit 17 Mitglieder) der Bundesrepublik Deutschland, trifft sich zweimal jährlich, um sich mit den gesundheitspolitisch wichtigen Fragen zu Schutzimpfungen und Infektionskrankheiten in Forschung und Praxis zu beschäftigen und entsprechende Richtlinien herauszugeben. Die Empfehlungen der STIKO dienen den Bundesländern als Vorlage für ihre öffentlichen Impfempfehlungen.
> Quelle Wikipedia

Es ist schon bemerkenswert, welchen (unkontrollierbaren) Einfluss die Mitglieder der STIKO (die sich nur zweimal im Jahr treffenden) mit ihren Impfempfehlungen haben.

Man fragt sich, inwieweit das Berufungssystem der Mitglieder und ein nur zweimaliges Treffen im Jahr ausreichen, um einen

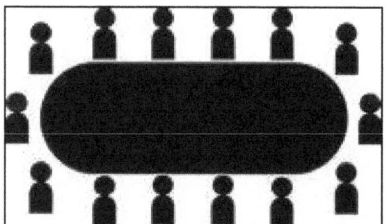

solchen, nicht zu kontrollierenden Einfluss haben. Wie kann es möglich sein, ein derartiges Gremium zu befähigen, Entscheidungen zu treffen, die mit gründlicher evidenzbasierter Medizin nichts zu tun haben können.

Verschiedene Medien kritisieren bereits die große Nähe einzelner Mitglieder zur Pharmaindustrie.

„Überzeugt zu sein", und auch eine STIKO professoraler Mitglieder reichen nicht aus, um bei Impfempfehlungen das Grundrecht auf körperliche Unversehrtheit schützen zu können.

Für Impfungen, die immer nachweisbare Nebenwirkungen in unterschiedlichem Ausmaß haben, müssen evidenzbasierte Medizin-Daten vorliegen.

Ich meine, dass approbierte Ärzte unser Grundrecht verletzen, wenn sie massiv Impfdruck auf weite Bevölkerungskreise ausüben. Dies umso mehr, wenn keine ausreichende positiven Wirksamkeitsnachweise vorliegen.

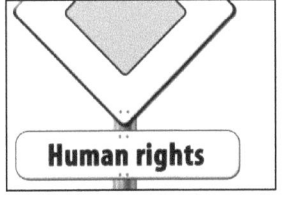

Behörden und Impfinstitute verletzen indirekt das Grundrecht auf körperliche Unversehrtheit, wenn sie bei Grippe auch dann noch Impfungen empfehlen, wenn bereits erwiesen ist, dass eine nur ungenügende Wirkung erwartet werden kann.

Diesen „Fachleuten" ist sehr wohl das große Problem der Herstellung des Grippeimpfstoffes bekannt, sie weisen selbst auf ihrer Internetseite darauf hin und trotzdem verleiten sie ahnungslose Menschen dazu, sich impfen zu lassen. Das ist medizinische Ideologie und hat mit evidenzbasierter Medizin nichts zu tun!

Die Struktur des Grippeimpfstoffes muss (wegen des Herstellungsprozesses) ein Jahr bekannt sein, damit genügend Zeit für die Herstellung bleibt. Das ist aber Glückssache! Es ist unmöglich, ein Jahr vor der nächsten Grippewelle mit Sicherheit vorauszusagen, welcher Virustyp ein Jahr später auftreten wird. Viren ändern eben häufig ihre Struktur (siehe Antigen-Shift auf S. 59).

Geradezu als eine Bestätigung berichten im Augenblick (in dem ich diesen Text formuliere) die Medien, dass zwei Drittel der Grippeviren mit der Impfung nicht abgedeckt werden. Eigentlich wäre das mehr oder weniger immer zu erwarten, weil Viren sich ändern, wie das RKI selbst einräumt (siehe Infokasten).

Dass dennoch Grippeimpfungen amtlich empfohlen werden, obwohl drei Viertel der auftretenden Grippeviren in diesem Jahr durch den derzeitigen Impfstoff nicht abgedeckt werden, ist nach meiner Ansicht Amtsmissbrauch! Ärzte werden angehalten zu impfen und Patienten werden verleitet, ohne ernsthafte Abwägung von Nutzen und Schaden, sich impfen zu lassen.

Die Süddeutsche Zeitung schrieb sehr vorsichtig, am 19.2.2015: „Nach einer schwachen Grippesaison im Vorjahr rollt nun also eine stärkere Welle übers Land. Laut RKI hat sich der besonders

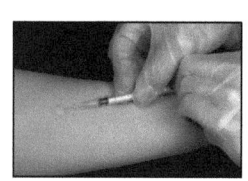

verbreitete Influenza A H3N2-Subtyp so verändert, dass der Impfstoff nicht mehr optimal wirkt. Das im Vakzin enthaltene Protein passt nicht mehr zur Oberflächenstruktur des Erregers. Die Zusammensetzung des Wirkstoffs legte die WHO bereits im Frühjahr 2014 fest."

Trotz aller Bemühungen bleibt es schwer, die genauen Influenza-Subtypen, gegen die der Impfstoff wirken muss, so weit im Voraus schon zu bestimmen- meint Carlos Guzman vom HZI. (Braunschweiger Helmholtz-Zentrums für Infektionsforschung).Bei einem Besuch auf der Webseite des Robert Koch Instituts (Ständige Impfkommission) kann man folgendes lesen:

Influenzaviren für nächste Saison nicht vorhersagbar

„Der Verlauf, die Stärke und **die zirkulierenden Influenzaviren für zukünftige Saisons können nicht exakt vorhergesagt werden.** Da die jährlich angepasste Kombination der Impfstoffkomponenten ein Jahr vor der zu erwartenden Grippewelle festgelegt wird, muss sie nicht in jeder Saison zu den dann aktuell zirkulierenden Viren passen. Außerdem können Resistenzen gegen die zur Verfügung stehenden antiviralen Arzneimittel auftreten, was eine kontinuierliche, zeitnahe syndromische und virologische Überwachung der Influenza unbedingt erfordert."

Quelle: Robert Koch Institut (Seit der Wintersaison 2009/10 führt das RKI die Arbeitsgemeinschaft Influenza alleinverantwortlich durch. Die Arbeitsgemeinschaft Influenza ist nunmehr eine Gemeinschaft der Sentinelpraxen und des RKI, deren Arbeit ausschließlich aus öffentlichen Mitteln finanziert wird.

Ich habe den Eindruck, dass das Robert Koch Institut inzwischen die politischen Leitlinien der Gesundheitspolitik aller politischen Parteien bestimmt. Offensichtlich haben die Gesundheitsexperten keine eigene Meinung, sie lassen ausschließlich die Auffassung des RKI gelten.

Die CDU – Landtagsfraktion (Niedersachsen) wurde von mir auf die kritischen Seiten z.B. des „Impfreport", der Zeitschrift für unabhängige Impfaufklärung, angesprochen. Zur Antwort bekam ich, dass der Journalist und Verleger über keine ärztliche Ausbildung und Approbation verfüge. Ich schlage vor, dass die politischen Abgeordneten doch gleich ihr Mandat an das Robert Koch Institut abgeben sollten.

Abgesehen davon, kann es offensichtlich sehr gefährlich werden, wenn Impfstoffe hergestellt werden: (Siehe Info-Kasten.)

Die **Asiatische Grippe** war nach der Spanischen Grippe die zweitschlimmste Influenza-Pandemie des 20. Jahrhunderts. Sie wurde durch das Influenzavirus A/Singapore/1/57 (H2N2) ausgelöst. Die Asiatische Grippe brach 1957 aus und hatte ihren Ursprung vermutlich in China. Ihr fielen 1957 und 1958 Schätzungen zufolge weltweit eine Million bis zwei Millionen Menschen zum Opfer.

Die Asiatische Grippe wurde von einem Virus-Subtyp ausgelöst, der aus einer Kombination von einem menschlichen mit einem Geflügelpestvirus entstanden war (Antigenshift).

A/H2N2 war leicht von Mensch zu Mensch übertragbar und verursachte bis 1968 alljährlich weitere Influenza-Infektionen. Danach wurde H2N2 vom Subtyp A/H3N2 „abgelöst"; A/H3N2 verursachte die als Hongkong-Grippe bezeichnete Pandemie in den Jahren 1968 und 1969.

2005 kam es in den USA zu einem Zwischenfall, als H2N2-Virusproben versehentlich an mehrere Labors verschickt wurden, was jedoch zu keinen neuerlichen Infektionen führte.

Quelle: Wikipedia

Bemerkung: Die Asiatische Grippe mit H2/N2 hätte auf diese Weise durch menschliches Versagen erneut ausgelöst werden können, obwohl der Virus-Typ bereits 1968 vom Subtyp A/H3N2 abgelöst worden war.

Medizinskandale, medizinkritische Literatur (Ivan Illich- Die Nemesis der Medizin, 1975) haben es nicht vermocht, einen Paradigmenwechsel in der Gesundheitspolitik einzuleiten. Im Gegenteil! Wir haben es in Deutschland, in der westlichen Welt überhaupt, mit einem zunehmend ganz anderen Verständnis von Krankheit und Heilung zu tun.

Es macht keinen Sinn, auf ein einzig wirkendes Grippemittel, oder auf einen einzig wirkenden Impfstoff zu warten, zu hoffen oder zu forschen, der ohne „Reue" verabreicht werden kann!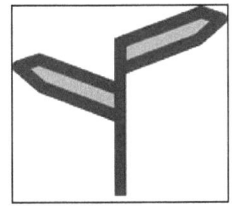

Das ist Illusion, denn Viren werden sich immer wieder verändern.

Es kommt nicht auf das Grippemittel, den richtigen Impfstoff, sondern auf unser körpereigenes Regulations-und Immunsystem an!

Daher wird jeder vernünftige Mensch sich auf sein körpereigenes Immunsystem verlassen müssen. Das kann er nur, wenn er es selbst pfleglich behandelt, es unterstützt und stärkt.

Der absolute falsche Weg ist es, das Immunsystem mit unterdrückenden chemischen Arzneien zu schädigen und mit Impfungen durcheinander zu bringen.

Leider muss man davon ausgehen, dass in der heutigen Zeit das Immunsystem breiter Bevölkerungskreise bereits auf diese Weise erheblich geschädigt ist.

Sandra Perko weist in ihrem Buch „Die homöopathische Behandlung der Grippe" auf folgende Aussage des Homöopathen George Vithoulkas hin:

„Während der letzten fünfzehn Jahre sind wir ständig Zeuge neuer Krankheiten geworden. Zwischen 1972 und 1980 sind etwa 15 neue Krankheiten aufgetaucht. Ihre Ursache war unbekannt, verwirrend und schwer fassbar. Inwieweit waren chemische Arzneimittel, die wir damals zu uns nahmen, für dieses Phänomen verantwortlich?

Besteht vielleicht ein Zusammenhang zwischen den übermäßigem Gebrauch von Arzneimitteln und der Unfähigkeit unseres Immunsystems das Aufkommen solcher beunruhigender neuer Krankheiten zu verhindern?"

Vithoulkas hat es vorsichtig ausgedrückt und als Frage formuliert. Denn Homöopathen auf der ganzen Welt haben festgestellt, dass mit der „explosionsartigen" Entwicklung der Pharmaindustrie seit dem 2. Weltkrieg die natürlichen Immunreaktionen der Menschen ständig abnehmen.

Mit dem wachsendem Großeinsatz von Antibiotika wurde gleichermaßen ein neues Geschäftsfeld der Pharmaindustrie eröffnet: Das Milliarden- Geschäft mit der Herstellung von Antimykotika zur Bekämpfung von Pilzinfektionen, die sehr stark zugenommen haben und solchen, die es früher überhaupt noch nicht gegeben hat. Antibiotika fördern das Pilzwachstum!

Noch vor dem 1. Weltkrieg und vor der Spanischen Grippe wurde Aspirin 1890 als synthetisches Präparat vorgestellt. Es verdrängte schnell die Weidenrinde als fiebersenkende, entzündungshemmende und schmerzlindernde Heilpflanze.

Aspirin war „rechtzeitig" zur Spanischen Grippe auf dem Markt. Das „Wundermittel" wurde in Rekordzahlen verordnet. Da man es jedoch, als neues Medikament, für Kinder und alte Menschen nicht für ausreichend sicher hielt, wurde es diesen Altersgruppen nicht verschrieben. In diesen beiden Gruppen, die kein Aspirin bekamen, blieben aber gerade die Menschen vom Grippe-Tod verschont.

Durch den australischen Arzt Reye weiß man heute mehr über den Zusammenhang von Viruserkrankungen und Aspirin

Das Reye-Syndrom, ist eine Erkrankung, die in allen Altersstufen vorkommt (besonders häufig bei Kindern). Sie wird mit der Einnahme von Aspirin bei Viruserkrankungen in Zusammenhang gebracht. In den USA gingen die gemeldeten Fälle drastisch zurück, als die Seuchenkontrollbehörde empfahl, Jugendlichen bei Grippe, Windpocken und Erkältungen kein Aspirin mehr zu geben.

Conclusions

Since 1980, when the association between Reye's syndrome and the use of aspirin during varicella or influenza-like illness was first reported, there has been a sharp decline in the number of infants and children reported to have Reye's syndrome. Because Reye's syndrome is now very rare, any infant or child suspected of having this disorder should undergo extensive investigation to rule out the treatable inborn metabolic disorders that can mimic Reye's syndrome.

Quelle: Original Article Reye's Syndrome in the United States from 1981 through 1997

Wenn man bedenkt, dass Aspirin Complex und Aspirin Cardio zusammen im Geschäftsjahr 2014, mit 927 Mio. Euro den dritten Platz der umsatzstärksten Bayer-Arzneien einnehmen, dann sollte man unbedingt als Laie über diesen Zusammenhang Bescheid wissen.

Ich bin mir nicht sicher, ob alle Patienten, die z.B. Aspirin zur Blutverdünnung nehmen, darauf hingewiesen wurden, bei einer Grippe-Erkrankung das Aspirin abzusetzen und es möglicherweise durch ein anderes Medikament zu ersetzen.

Nebenbei bemerkt: Wer als gesunder Mensch aus Angst vor 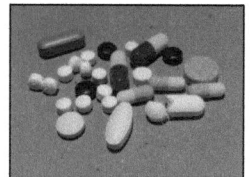 Herz-Kreislauf-Krankheiten (um vorbeugend das Blut zu verdünnen) Aspirin oder andere ASS-Präparate schluckt, erkauft sich neben einer sehr fraglichen Vorbeugung vor allem Blutungsrisiken.

Aspirin, ein freiverkäufliches chemisches Medikament, ist ein weiteres Beispiel dafür, wie ein bisher für relativ harmlos gehaltenes Mittel, in bestimmten Situationen sehr gefährlich werden kann.

Zum Verdacht, dass Aspirin bei der spanischen Grippe einen verheerenden Einfluss ausgeübt hat, zitiert Sandra Perko einen Vergleich aus dem Bericht zur 77. Jahrestagung des American Institute of Homeopathy in Washington:

- von 24.000 Grippefällen, die schulmedizinisch behandelt wurden, starben 28 %
- von über 26.000 Grippefällen, die eine homöopathische Behandlung erhielten lag die Sterberate bei 1,05 %

Perko beschreibt in ihrem Buch mehrere solcher historischen Fälle, die erfolgreich mit Homöopathie behandelt wurden, von Homöopathen, die die fatalen Auswirkungen von Aspirin bei der Behandlung von Viruserkrankungen erkannten und „ das schon fünfzehn Jahre bevor das Virus entdeckt wurde und 45 Jahre bevor der Zusammenhang zwischen Aspirin und dem Reye-Syndrom bekannt wurde!"

Es ist nun zu einfach, mit dem Finger auf die profitorientierte Medizinindustrie zu zeigen. Wir selbst suchen, wenn es uns nicht gut geht, die schnelle Hilfe, das schnell wirkende Medikament. Und wehe, es „hilft" nicht sofort.

Die Industrie macht sich unsere Sehnsucht zur schnellen Hilfe zu Nutze. Und seien wir ehrlich: Natürlich möchten wir bei einer Krankheit von den unangenehmen Symptomen wie Schmerzen, Schnupfen, Schwitzen, Fieber usw. unverzüglich befreit werden. Es ist verständlich, dass diejenigen Medikamente am meisten verkauft werden, die diese Symptome vergehen lassen.

Die schulmedizinische Behandlung ist vorwiegend eine symptomatische. -Auf rezeptfreie und rezeptpflichtige chemische Medikamente bin ich ausführlich eingegangen.

Aktuell war 2015 auf der Seite des Robert Koch Institutes bei „Grippe Therapie" ein Link auf das Ärzteblatt 2015 zu finden. Das Ärzteblatt empfiehlt immer noch die verschreibungspflichtigen Neuraminidasehemmer Tamiflu® (Oseltamivir) und Relenza® (Zanamivir) (s. Anhang über Unwirksamkeit dieser Mittel).

Man muss leider feststellen, dass die Schulmedizin der Virengrippe hilflos gegenüber steht, sowohl in der Prophylaxe, als auch in der Therapie. Die chemischen Grippemittel schaden offensichtlich eher, als dass sie wirken.

Dennoch der Wahnsinn geht weiter: Die Ärzte Zeitung berichtet am 23.10.2015, dass Deutschland „Grippe-Impfziele" verfehle. Das EU-Ziel sei eine Impfquote von 75 %!

Dabei sind Grippeimpfungen wegen des Antigenshift Glückssache, inzwischen wissen das fast alle. Warum geht es also? Um viel Geld oder um Gesundheit?

Dabei ist klar, dass wegen des notwendig kurzen Herstellungsprozesses von Impfstoffen keine evidenzbasierten Daten erhoben werden können, um korrekt über Impfschädigungen (mittel- und langfristiger Art) informieren zu können.

Die Schulmedizin und zuständige staatliche Ämter müssten der Bevölkerung ehrlicher gegenüber treten und mitteilen, dass es keine wirksamen Maßnahmen gibt. Sie könnten auch sagen, „zur Zeit" nicht, um den „Nimbus der Unfehlbarkeit" nicht gänzlich zu verlieren. Sie tun aber genau das Gegenteil!

Sie sollten sich dafür einsetzen, dass die Menschen wegen einer ansteckenden Grippe oder eines grippalen Infektes keine Angst vor dem Verlust des Arbeitsplatzes haben müssen. Die Menschen sollten zuhause bleiben können, sich zuhause selbst behandeln oder behandeln lassen.

Die Weiterverbreitung dieser alljährlichen Infektionen würde auf diese Weise schon sehr eingeschränkt.

Die Ansteckungshäufigkeiten in Bus, Zug, Flugzeug und am Arbeitsplatz würden zum Wohle der Erkrankten, der Arbeitgeber und der Bevölkerung insgesamt, dadurch bereits erheblich zurückgehen.

„Watch and wait", beobachten und abwarten, mit naturheilkundlichen Maßnahmen den Genesungsprozess unterstützen, ist die einzige vernünftige Alternative.

Das von mir empfohlene Selbsthilfe-Programm (Die Glorreichen Sieben) ist nach meinen Erfahrungen das wirksamste Konzept.

Meine Frau und ich haben im letzten Winter in Spanien eine handfeste Virusgrippe, mit einem mehrere Tage anhaltenden Fieber (über 39 °), ohne Chemie, ohne Krankenhausaufenthalt, ausgeheilt (siehe aufgezeichneten Krankenverlauf S 132).

Einige gleichfalls infizierte Nachbarn auf dem Campingplatz wurden nach einer Woche im Krankenhaus zwar entlassen, sie fühlten sich nach zwei, drei weiteren Wochen immer noch nicht „durch" mit ihrer Grippe, ihr Gesundheitszustand war nach der überstandenen Grippe mehr als unbefriedigend.

Dieser Zustand ist ein Fall von „zu frühem Unterdrücken von Fieber", ein Beweis für ein unterdrücktes Immunsystem. Wir haben es offensichtlich leider verlernt, mit dem körpereigenen Instrument „Fieber" heilend umzugehen.

Man kann es aber wieder lernen!
Dazu gehören:

- alternative Grippemittel

- der Diagnostische Blick
- die Kenntnis vom natürlichen Verlauf einer Krankheit
- die Kenntnis von den körpereigenen Heilkräften und Heilinstrumenten

Wichtig ist:

- Finger weg von rezeptfreien sowie rezeptpflichtigen allopathischen (chemischen) Grippe-Medikamenten
- keine prophylaktische Grippeimpfung! Diese chemischen Mittel verhindern keine bakterielle Sekundärinfektion. Vor allem können diese bakteriellen Infektionen bei immungeschwächten Patienten gefährlich, z.T. lebensgefährlich, werden

Es ist nachgewiesen, dass weder Grippemittel noch Grippeimpfungen, die Zahl der Einweisungen solcher Patienten ins Krankenhaus verhindern. Auch die Zahl von eingetretenen Todesfällen solcher Patienten konnte damit nicht verringert werden.

Gegen bakterielle Lungenentzündungen helfen Antibiotika nur dann, wenn die Bakterien noch keine Resistenzen gegen bestimmte Antibiotika entwickelt haben.

Mit dem hier dargestellten naturheilkundlichen Selbsthilfe-Programm macht man **in jedem Fall** das Richtige. Am besten sofort anfangen, bei den ersten Erkrankungsanzeichen!
Dazu sollten wir unseren Diagnostischen Blick schulen.

Zunächst aber zur Frage: Gibt es überhaupt alternative Grippemittel?

Gibt es alternative Grippemittel, alternative Grippe-Therapien?

Wer nach den bisherigen Ausführungen zu der Überzeugung gekommen ist, dass die Schulmedizin mit chemischen Medikamenten eine Therapie anbietet, die kaum wirkt, die nicht vorbeugt, die z.T. erhebliche Nebenwirkungen erzeugen kann, dem wird sich die Frage stellen:

Was leisten alternative Grippemittel, alternative, naturheilkundliche Maßnahmen?

Aufgrund meiner bisherigen Ausführungen schulmedizinischer Möglichkeiten und meiner Analyse möchte ich folgende Punkte noch einmal klar herausstellen:

1. Es existiert weder eine wirksame schulmedizinische Therapie gegen Virus- Erkrankungen, noch gibt es eine wirksame sichere Grippe- Schutz-Impfung
2. Die Frage nach *einem* „**alternativen**" Grippemittel ist falsch gestellt, weil die Schulmedizin eben nichts kennt, was als Therapie und Prophylaxe guten Gewissens in Frage kommt.
3. Die Naturheilkunde, ob Biologische- oder Alternative Medizin, hat nicht „das" Grippemittel. Das widerspräche dazu absolut dem Grundverständnis von „Gesundheit und Krankheit"
4. Der wichtigste Ansatz Biologischer Medizin und der Naturheilkunde ist nicht, eine schnelle Symptomfreiheit zu erreichen (also frei zu werden von Husten, Fieber, Entzündungen usw.)
5. Es geht nicht darum, die Zahl der Fiebertage zu reduzieren. **Es ist ein therapeutischer Kunstfehler,** wenn Grippemittel

wie Tamiflu, oder Erkältungsmittel wie Boxagrippal, als gute Mittel beworben werden, weil sie Fieber senken. Die festgestellte Fiebersenkung (durch Tamiflu) von 7 auf 6,5 Tage ist ohnehin kaum messbar und bar jeder Bedeutung.

6. Es geht darum zu erkennen, dass der menschliche Organismus das Fieber geradezu zur Heilung und Stärkung des Immunsystems benötigt (s. Gerhard Bruns: „Wie stärke ich mein Immunsystem?). Fieber, das Anschwellen der Schleimhäute von Nasen und Bronchien, Schnupfen und Auswurf, sind körpereigene Instrumente der Selbstheilung, die man unterstützen muss, damit Gifte aus Viren und Bakterien ausgeschieden werden können.

7. Mit diesen körpereigenen Selbstheilungs-Instrumenten haben wir in der Tat die besten Therapie-und Prophylaxe-Instrumente, die es überhaupt gibt. Man muss sie nur verstehen, richtig einordnen und mit naturheilkundlichen, biologischen Maßnahmen und homöopathischen Medikamenten unterstützen.

Da Viren und Bakterien in der Regel sich bei denjenigen Menschen besonders stark ausbreiten und einnisten, deren Widerstandskraft- aus welchen Gründen auch immer- gestört oder geschwächt ist, kommen **alle** naturheilkundlichen immunsystemstärkenden Mittel und Maßnahmen in Betracht.

Dazu gehört als erstes, dafür zu sorgen, dass Stoffwechselgifte, die im Körper entstehen (endogen) und Gifte, die aus Umwelt, Nahrung und chemischen Medikamenten (exogen) in den Körper gelangen, auf schnellstem Wege den Organismus wieder verlassen können.

Bei einer solchen Sichtweise kommen bereits viele homöopathische und pflanzliche Arzneimittel zur Heilung bei Grippe und Erkältungs- bzw. Infektionskrankheiten in Betracht.

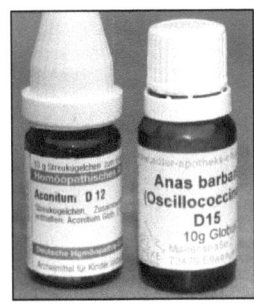

Wichtiger und alternativlos für mich sind, aus meiner langjährigen Erfahrung, die in diesem Buch beschriebenen naturheilkundlichen **Ausleitungsmaßnahmen im Selbsthilfeprogramm** „Die glorreichen Sieben". Diese Alternativlosigkeit besteht für mich deswegen, weil es jetzt und auch in naher Zukunft weder **das** allopathische noch **das** einzig wirkende alternative Arzneimittel geben wird.

Das Selbsthilfeprogramm „ Die Glorreichen Sieben" ist aufwendig, wahrlich nicht so bequem, wie irgendeine Pille zu schlucken. Dafür ist es aber unglaublich wirksam.

Ein einziges oder ein **generelles**, sicher wirkendes homöopathisches Grippemittel gibt es also nicht, kann es nach dem Verständnis der Homöopathie auch nicht geben. Obwohl Grippesymptome sich, „klinisch" gesehen, in der Regel bei allen Menschen ähneln, so gibt es dennoch individuelle Unterschiede, die für die Auswahl und Wirksamkeit von homöopathischen Arzneien sehr wichtig sein können.

Gleichwohl führe ich beim Selbst-Hilfe-Programm auch homöopathische „Grippe-Mittel" auf, sowohl Einzel- als auch Komplexmittel.

Aufgrund meiner 40jährigen Erfahrung, insbesondere durch eine antibiotikafreie Behandlung meiner Kinder über 20 Lebensjahre lang, kann ich jedoch sagen, dass eine Heilung allein mit Homöopathie allerdings kaum zu schaffen ist. Dies ist heute noch weniger der Fall als früher, weil die Reaktions- und Regulationsfähigkeiten vieler Menschen heutzutage chronisch gestört sind (s. mein Buch „Wie stärke ich mein Immunsystem?").

Wenn man bei gestörter Regulationsfähigkeit homöopathisch arbeiten möchte, dann ist es zweckmäßig, zunächst mit homöopathischen Nosoden (homöopathisch aufbereitete Giftstoffe) zu arbeiten. Damit kann das „körperliche Terrain" von belastenden Giften gereinigt werden. Danach würden dann auch homöopathische „Grippemittel" besser wirken.

Das ist bei einer akuten Grippe mehr Theorie als Praxis. Das ist keine praktische Empfehlung hier zur Selbsthilfe, sondern nur ein Hinweis für eine eventuell in Frage kommende Behandlung bei chronischen Infekten durch einen Heilpraktiker.

Ich möchte in diesem Kapitel so zusammenfassen:

Das in diesem Buch dargestellte naturheilkundliche Therapiekonzept zur Grippe-Behandlung, ist alternativlos. Es ist **das** Ausleitungskonzept!
Das Ausleitungskonzept ist alternativlos, weil es sofort bei den ersten Anzeichen • einer echten Grippe • eines grippalen Infektes • einer banalen Erkältungskrankheit • bei allen anderen Infektionskrankheiten ohne schädliche Nebenwirkungen **wirkungsvoll** angewendet

werden kann.

Dazu braucht man keinen Arzt, keine Diagnose, kein „schnelles Labor", keine bildgebenden Untersuchungsverfahren oder eine Computertomographie, sondern erstmal nur einen gesunden Menschenverstand.

Dazu brauchen wir auch zunächst keine Untersuchung darauf, ob unser Infekt viraler oder bakterieller Art ist. Stellt der Hausarzt das wirklich jedes Mal fest? Er müsste zumindest wissen, wenn er ein Antibiotikum gegen Bakterien verschreiben will.
Gegen Viren wirken keine Antibiotika.

Beim Selbst-Hilfe-Programm muss man das nicht wissen, denn die Ausleitung von Giften ist immer richtig, egal ob es sich um Bakterien oder Viren handelt!

Selbst dann, wenn wir den Verdacht haben, dass es sich bei der Infektion um eine schwere Angina, Diphterie oder Scharlach handeln könnte, ist das Selbsthilfeprogramm, als Sofortmaßnahme, die bessere Wahl, als untätig auf einen Arzttermin zu warten.

Antibiotika

Unter Umständen muss man dann Antibiotika einsetzen, wenn eine **bakterielle** Erkrankung bereits sehr weit fortgeschritten ist, wenn wir mit unseren Ausleitungsmaßnahmen zu lange gewartet haben, aus Bequemlichkeit oder aus Unkenntnis über körperliche Reaktionen.

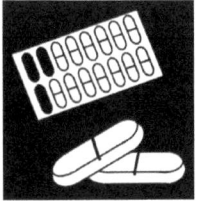

Wird mit der Giftausleitung zu lange gewartet, dann wächst die Giftbelastung an und der Organismus startet deswegen die nächste Stufe der Abwehr mit Entzündungs- und Eiterungsprozessen. Wer dann nicht sofort und ernsthaft mit allen Entgiftungsmaßnahmen startet, handelt fahrlässig.

Möglicherweise müssen dann tatsächlich zunächst Antibiotika eingesetzt werden, um unter diesem Schutzschirm naturheilkundlich auszuleiten. Wenn nicht ausgeleitet wird, dann verspielt man die erreichte Ruhepause, in der die Eigenheilungskräfte des Organismus sich wieder ordnen können. Unbedingt muss die durch die Antibiotikagabe zerstörte natürliche Darmbesiedlung wieder aufgebaut werden.

Eine Antibiotikabehandlung begünstigt chronische Krankheitszustände, weil dadurch zusätzliche sogenannte „reaktive Metaboliten" entstehen (Verstoffwechselung von Arzneimittel s.S..).

Soweit muss es in den meisten Fällen gar nicht kommen. Wichtig sind deswegen die folgenden Kapitel:

- Der Diagnostische Blick
- Der natürliche Verlauf einer Krankheit
- Die natürlichen Heilkräfte

Erst wenn wir dies verstanden haben, werden wir bei uns selbst und bei unseren Mitmenschen immer besser beobachten können, in welchem Zustand sich das biologische System Mensch in seiner Eigenregulation, in seinem körpereigenen Heilstreben gerade befindet.

Dieses Heilstreben, wie z.B. heilendes Fieber ist zwar unangenehm, aber sehr zweckmäßig!

Prof. Dr. Reckeweg drückt es so aus:
„Krankheit ist ein zweckmäßiger Vorgang Gifte abzuwehren, zu neutralisieren, auszuscheiden oder zu kompensieren".

Mit zunehmender Beobachtungsgabe und zunehmenden Kenntnissen über körperliche Heilungsreaktionen werden wir bald feststellen, dass das , was wir „Krankheit" nennen, zunächst und in vielen Fällen nichts Bedrohliches ist, sondern eine körperliche Reaktion, ein zweckmäßiger Vorgang ist, Missstände in unserem Organismus zu beseitigen.

Dies gilt insbesondere für akute Grippe, Erkältungs- und Infektionskrankheiten, für die unser Immunsystem gute Instrumente hat, die wir unterstützen müssen und möglichst nicht beschädigen und unterdrücken sollten.

Es ist keine Frage:
Wir erwarten, bei allem Verständnis für Naturheilkunde, auch vom Selbsthilfeprogramm eine schnelle Heilung.

Wird es diesem Anspruch gerecht? Ist das Selbsthilfeprogramm, dieses Ausleitungsverfahren, genauso schnell bei einer viralen Grippe, die mit schulmedizinischen, chemischen Arzneien wirksam?

Ja, das ist es! Es ist genauso schnell, eher schneller und vor allem besser!

Wichtiger ist doch die Frage:

Welcher Patient, ist vergleichsweise schneller wieder richtig fit, gesund und leistungsfähig?

Auch hier ist das Selbsthilfeprogramm logischer, besser und wirksamer! (Siehe Fallbeispiel „Grippebehandlung nach dem Selbsthilfeprogramm.")

Besonders bei der schulmedizinischen, antibiotischen Behandlung von bakteriellen Infektionen wie:

- Mittelohrentzündungen
- Mandelentzündungen
- Nebenhöhlenentzündungen

treten häufig, oft schon nach Wochen, wieder genau die gleichen Erkrankungen auf.

Diese werden nun als „Neuerkrankung" wieder mit Antibiotika bekämpft. Dabei ist es immer noch die Ersterkrankung, die nur unterdrückt worden war. Mütter klagen dann: „Mein Kind ist schon wieder krank, hat schon …".

Krankheitssymptome

Die Krankheitssymptome einer echten Grippe im Vergleich zu einem grippalen Infekt (Erkältung) und einem Infekt der oberen Luftwege sind zu einem großen Teil sehr ähnlich, da es sich in allen Fällen immer um eine Atemwegserkrankung (obere bzw. untere Luftwege) handelt (anders Bauchgrippe, siehe Kapitel „Häufige Infektionen").

Bei einer echten Virusgrippe treten oft allgemeine (systemische) Symptome auf wie Fieber, Muskel - und Gliederschmerzen und ein allgemeines Schwächegefühl.

Diese „systemischen" Symptome (den ganzen Organismus betreffend) zeigen, dass der ganze Mensch erkrankt ist!

Man kann mit einem Influenza- Schnelltest auf Grippeviren testen (siehe Anhang). Dieser Test ist notwendig, wenn man mit Neuraminidasehemmer (Zanamivir und Oseltamivir) behandeln will.

Da aber, wie auf S. 38 ff ausgeführt ist, Neuraminidasehemmer eher schaden als wirken, ist dieser Test überflüssig.

Den Infekt der oberen und unteren Luftwege bei einer Grippe kann man vergleichen mit dem Teil eines Eisberges, der aus dem Wasser ragt.

Die systemischen Symptome wie Fieber; Schmerzen und allgemeine Schwäche betreffen das gesamte Gebilde, also auch den unter Wasser liegenden Eisberg.

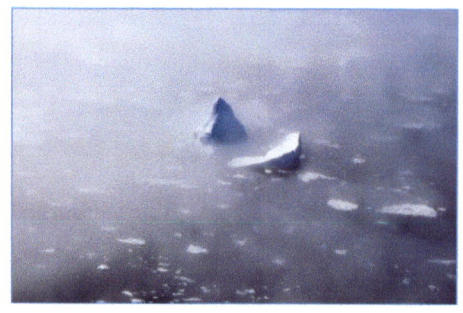

Das Eisbergmodell ist ein Modell, das aus der Kommunikationstheorie kommt.

Leider spielt es in der Medizin keine große Rolle bei der Therapie. In der Naturheilkunde wird es öfter verwendet.

Ich vergleiche es gerne mit der schon erwähnten Homotoxinleh-

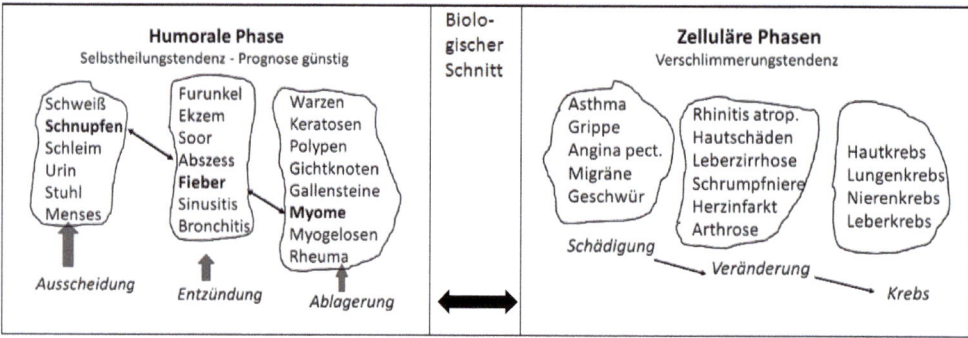

re von Reckeweg. In dieser Tabelle nach Reckeweg könnte man viele Symptome, die links vom sogenannten Biologischen Schnitt aufgeführt sind, als „systemische Symptome" oder systemische

Reaktionen bezeichnen. Rechts vom biologischen Schnitt finden wir die „handfesten" Diagnosen bis hin zum Krebs.

Das Eisbergmodell macht gut deutlich, dass es keinen grundlegenden Sinn macht, an den über der Wasserfläche sichtbaren Symptomen (obere und untere Luftwege) „herumzudoktern".
Wie ich dargelegt habe, ist Grippe eine Erkrankung der Luftwege, verbunden mit systemischen Symptomen wie Fieber.

Durch den „Eisberg" wird klar, dass man nicht in erster Linie den Kopf mit seinen erkrankten Luftwegen behandeln sollte, sondern zuerst den unteren Teil, den Darm behandeln muss.

In Anlehnung an die Dr. X. F. Mayr verwende ich ein mildes Prinzip mit „Schonung, Säuberung, Sanierung", wie es später detailliert dargestellt wird.

Menschen, die

- sich leicht erkälten
- Kinder, die häufig mit einer Rotznase rumlaufen
- häufig Husten haben
- Mandelentzündungen oder
- Mittelohrentzündungen haben,

sind oft falsch ernährt!

Sie

- bewegen sich nicht genug
- halten sich kaum im Freien an der frischen Luft auf
- müllen ihr Bindegewebe, den Zwischenzellraum immer voller, bis der Körper sich mit Anschwellen der Schleimhäute wehrt und versucht, diesen „Müll" über Schleim, Entzündungen oder Eiter aus dem Körper ausscheidungsfähig zu machen, und auf diese Weise loszuwerden.

Das Eisbergmodell dient also im Prinzip zur Behandlung vieler Organerkrankungen. Es ist überhaupt eine Selbstverständlichkeit, immer den ganzen Menschen zu behandeln!

Die durch Symptome sichtbaren Organerkrankungen (≙ der Eisbergspitze), müssen vorrangig im unteren Bereich (≙ dem Eisberg unter der Wasseroberfläche) behandelt werden.

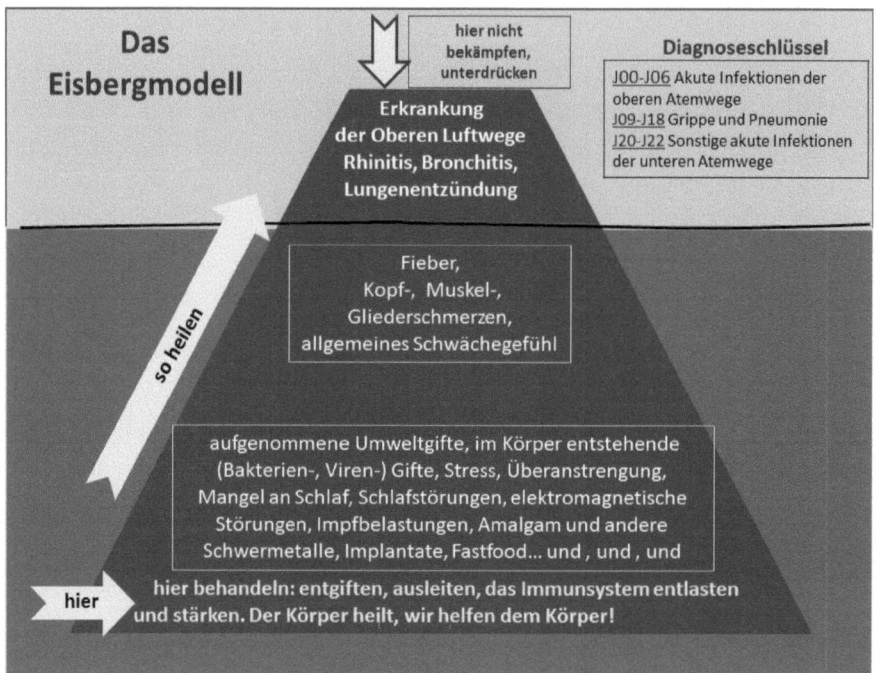

Symbolisch ist damit die Entgiftung und Behandlung des gesamten Organismus gemeint.

Zu behandeln sind

- Funktions- und Regulationsstörungen, (die oft noch nicht labormäßig erfasst werden, aber durch einen guten diagnostischen Blick frühzeitig erkannt werden können)
- Ansammlungen von Giften
- Schwäche der körperlichen Entgiftung
- körperliche und seelische Überlastungen
- Übersäuerung durch Nahrung und Stress
- Eine falsche Lebensweise (die, den „Zwischenzellraum vollmüllt und verstopft")

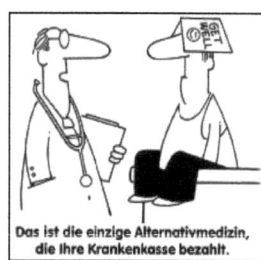

um nur einiges zu nennen.

Alles das summiert sich im unteren, unsichtbaren Teil des Eisberges, also im gesamten Organismus des Menschen, **bis das Fass überläuft**, um ein anderes naheliegendes Erklärungsmodell zu nehmen.

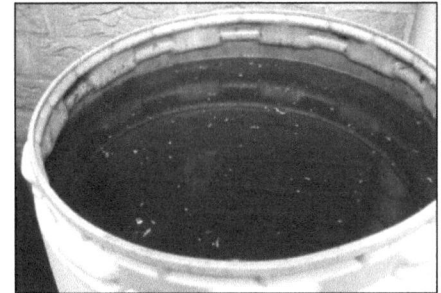

Aber wie soll ein Arzt den im Prinzip in seiner Gesamtheit erkrankten Menschen behandeln, wenn der mit Symptomen wie:

- Bronchitis
- Fieber oder
- Halsschmerzen

zu ihm kommt? Diese Symptome passen nicht in den Diagnoseschlüssel: **„J00- J06** (Akute Infektion der oberen Atemwege).''

In der Tat: Gegen eine „akute Infektion der oberen Atemwege (Diagnoseschlüssel J00-J06)'' sehen die ärztlichen Leitlinien und die Vorschriften der Krankenkassen fast nur chemische Antimittel (mit entsprechenden Nebenwirkungen nach dem Beipackzettel) vor.

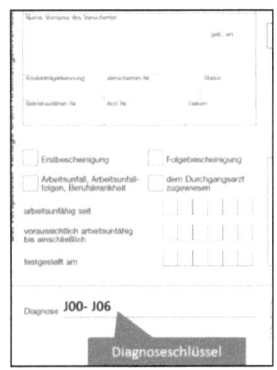

Eine Notwendigkeit, eine ganzheitliche Behandlung, die z.B. eine Sanierung des Darms, des Verdauungstraktes überhaupt, einbezieht, wird nicht gesehen. Eine Entgiftung über den Darm, eine Sanierung des Verdauungssystems ist deswegen in diesem Zusammenhang nicht möglich und wird auch nicht bezahlt.

Das ist so, weil

1. der Patient wegen „Husten, Fieber Heiserkeit" gekommen ist und nicht wegen seines Darmes. Warum auch, denn „mit der Verdauung hat er im Augenblick keine Probleme." Und
2. möglicherweise weder Patient noch der Arzt davon gehört haben, dass man auch durch Darm- und andere Naturbehandlungen, solche Infektionen gut behandeln kann.

Selbst in dem Fall, in dem der Patient den Arzt nach einer Darmsanierung fragen würde, wie das ginge und ob er da was machen könnte, würde der Arzt antworten, dass er nach dem Diagnoseschlüssel „akute Infektionen der oberen Atemwege" behandeln und abrechnen müsse.

Wenn der Arzt nun doch naturheilkundliche Kenntnisse hat, dann wird er dem Patienten zumindest folgende drei Prinzipien erklären können:

1. Ja, der ganze Mensch ist erkrankt.
2. Vor allem nicht schaden! Mit einer gesunden Lebensweise verhinderst du schon viele Infektionen!
3. Mit Ausleiten und Entgiften, das heißt in erster Linie mit einer Behandlung des Darmes und weiteren naturheilkundlichen Maßnahmen, kannst du selber die meisten Infektionskrankheiten „in den Griff" bekommen.

Dann wird der Arzt betonen, dass er es leider nicht so durchführen könne. Eine Naturheilung sei sehr gut, aber eben aufwendig. Das könne die Praxis nicht leisten und das gebe der **Diagnoseschlüssel** nicht her.

Leider erschwert der beschriebene **Diagnoseschlüssel** weltweit eine ganzheitliche Behandlung, geschweige denn honoriert er eine mehrtägige naturheilkundliche Behandlung.

Wenn wir - ohne Chemie - unsere akuten Infektionskrankheiten geheilt haben möchten, dann müssen wir schon selbst tätig werden.

Wir können:

- uns informieren
- Naturheilkunde lernen
- mit kleinen Maßnahmen der Naturheilkunde am eigenen gesunden Körper beginnen nach dem Motto:

„Jede Entgiftung und jede naturheilkundliche Behandlung reinigt auch im gesunden Zustand und schadet vor allem nicht!"

Wir können die Maßnahmen, wie hier im Selbst- Hilfe-Programm („Die Glorreichen Sieben") beschrieben, alle gefahrlos an uns selbst ausprobieren, und zwar am besten im gesunden Zustand!

Es ist ein Jungbrunnen, eine Regenerierung und es ist bereits die beste Vorsorgemaßnahme, das Immunsystem zu stärken, damit Infekte gar nicht erst kräftig „zum Kochen" kommen.

Wer noch mehr tun möchte, sollte sich zusätzlich an den beschriebenen Maßnahmen in meinem Buch „Wie stärke ich mein Immunstem?" orientieren.

Der diagnostische Blick

Vorboten eines Infektes oder eines mit Giften überladenen Menschen

Kopf, Kopfschmerzen, Gesichtsfarbe, Augen, Nase, Ohren, Mundhöhle, Mundgeruch, Zunge, Zähne, Rachen, Mandeln, Lymphknoten, Hals, Heiserkeit, Nackensteifigkeit, Benommenheit, Bronchien, Husten, Magen, Darm, Übelkeit, Erbrechen, Blinddarmentzündung, Stuhlgang, Haut (Ausschlag, Hautfalte), Bauch, Füße, Fieber, Puls, Blutdruck, Schmerzen, Beweglichkeit, Appetitlosigkeit, wiederholte Infekte

Vergiftungen, Vorboten eines Infektes kann man bei geschultem Blick oft sehr früh vor dem eigentlichen Ausbruch einer handfesten Erkrankung bemerken.

Zunge

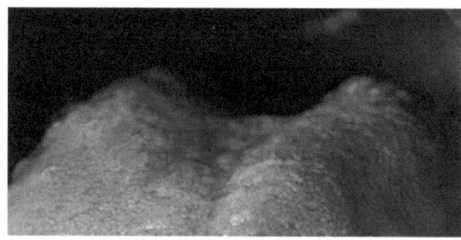

Die Zunge zu betrachten und aus ihrem Zustand Funktionsstörungen und Erkrankungen erkennen zu können, ist kein allgemeiner Wissensstand der Medizin.

Es muss schon einen konkreten Krankheitshinweis geben. Wie zum Beispiel eine Himbeerzunge den Verdacht auf Scharlach lenkt.

Ansonsten ist eine belegte Zunge keine konkrete Erkrankung im Sinne der Schulmedizin.

In der Naturheilkun-

Vorboten eines Infektes
oder eines mit Gift überladenen Menschen

- Blasse Gesichtsfarbe
- Druckempfindliche Mandeln
- Belegte Zunge
- Schluckbeschwerden
- ans Ohr fassen, Ohr druckempfindlich
- Augenringe
- Tränensäcke
- Schüttelfrost

- Appetitlosigkeit
- Heißhunger auf Süßes
- Aufgetriebener Leib
- Blähungen
- „Bauchweh"
- Harte, seltene Stühle
- Breiige Stühle
- Durchfall
- Kalte Füße
- Schmerzen

(noch) keine Veränderungen der Blutwerte !

de ist ein Zungenbelag immer ein Zeichen, dass der Speichel als Reinigungskraft des Blutes mehr an Giftstoffen enthält als dies normalerweise der Fall sein sollte. Die Stärke des Belages weist auf die Intensität der Säftereinigung über den Speichel hin, betont Dr. Rauch.

An diesem Beispiel wird der Unterschied zwischen Lehrmedizin und Naturheilkunde deutlich. Der Schulmediziner sieht bei Zungenbelag keinen Anlass für eine Behandlung. Ein Naturheilkundler aber sehr wohl. Er wird mit Gift- Ausleitungs- Maßnahmen frühzeitig dem Körper unterstützen, um auf diese Weise eine handfeste Erkrankung zu vermeiden.

Es wird deutlich, dass Lehrmedizin weltweit ein ganz anderes Verständnis von Krankheit hat als die Naturheilkunde.

Die Lehrmedizin „bekämpft" Krankheiten mit den sogenannten „Antimitteln". Anti- Hypertonika (gegen Bluthochdruck), Antiphlogistika (gegen Entzündung).

Erfahrungsmedizin, Naturheilkunde sieht Krankheiten als Instrumente des Körpers an, sich mit Giften im Organismus auseinander zu setzen (Homotoxinlehre nach Reckeweg).

An dieser Stelle möchte ich betonen: Eigentlich gibt es nur eine Medizin!

Es stellt sich nur die Frage, wann setze ich welchen Teilbereich der Medizin ein?

Es ist klar, dass die Notfallmedizin unverzichtbar ist und an erster Stelle stehen muss. Erhaltung des Lebens hat Vorrang.

Es ist aber z.B. nicht klar, ob man jede bakterielle Infektionskrankheit (bei Viren helfen Antibiotika bekanntermaßen sowieso nicht) mit Antibiotika behandeln muss.

Dieses Buch erläutert, dass eine Heilung ohne Antibiotika besser und nachhaltiger zu erreichen ist, zumindest in den meisten und normalen Fällen.

Aus Heilungsgründen ist es überhaupt nicht zu verstehen, dass die gesetzlichen Krankenkassen nur die Behandlung von Krankheiten des weltweiten Diagnoseschlüssels bezahlen, und zwar auch nur, wenn die Behandlung nach den Leitlinien der Schulmedizin erfolgt.

Eine solche Behandlung bedeutet in den meisten Fällen eine Unterdrückung der Symptome mit chemischen Mitteln! Das ist in den meisten Fällen keine Heilung.

Ob es noch nach einer Behandlung mit Anti- Mitteln zu einer Wiederherstellung natürlicher Regulationsverhältnisse kommen kann, ist eher zweifelhaft. Um ein Beispiel zu nennen: Wenn die, von einer mit Antibiotika zerstörte Darmflora vom Körper nicht wieder zu einer natürlichen Zusammensetzung aufgebaut werden kann, bleibt das Immunsystem auf Dauer geschädigt.

Eine solche Situation kann auf Dauer ins chronische Siechtum führen, weil bei jedem Infekt immer wieder und immer häufiger mit Anti- Mitteln behandelt werden muss. Das körpereigene Immunsystem wird auf diese Weise nicht mehr trainiert, wird immer weniger leistungsfähig. Für die Folgeerkrankungen stehen zum Trost bereits weitere chemische Mittel bereit.

Ein gutes Geschäft: Die Menschen werden von der Wiege bis zur Bahre abhängig und unmündig gemacht!

Warum das so ist, und wer an diesem krankmachenden System verdient, darüber kann man nur spekulieren.

Aus Sicht der Schulmedizin, der politischen Gesellschaft, der gesetzlichen Krankenkassen und neuerdings leider auch privater Kassen, soll es offensichtlich nur noch Schulmedizin geben, die bezahlt wird. Das bedeutet, dass Naturheilverfahren weitestgehend nur noch privat, aus eigener Tasche, abgerechnet werden können. Die Freiheit des Bürgers, sich dafür versichern zu können, ist dann ausgehebelt.

Heuchlerisch wird vor einer Zweiklassenmedizin gewarnt. Deshalb kommen Forderungen aus der Politik, private Krankenversicherungen aufzulösen und eine Bürgerversicherung für alle Versicherten einzuführen.

> - Die Forderungen der Linken beinhaltet die Abschaffung der PKV in einem Schritt. Alle PKV- Versicherten sollen dann zurück in die gesetzliche Krankenversicherung wechseln können
> - Der DGB will private Krankenversicherung abschaffen. Der Deutsche Gewerkschaftsbund plädiert für die Auflösung privater Krankenkassen, um eine Bürgerversicherung einzuführen. Dies würde den gesetzlichen Beitrag deutlich verringern
> - Die SPD will das duale System von privater und gesetzliche Versicherung beenden und eine Bürgerversicherung einführen
> - Die Grünen: Sie unterstützen die Forderung nach einer solidarischen Pflegeversicherung (nach Elisabeth Scharfenberg, Bündnis 90/Die Grünen). Es sei nicht richtig, zwei Versicherungssysteme parallel laufen zu lassen

Warum gehe ich hier im Kapitel „Diagnostischer Blick" auf dieses Problem ein?

Zwei Gründe:

Ich möchte darauf aufmerksam machen, dass es immer wichtiger werden wird, dass jeder mehr Verantwortung für seine Gesundheit selbst in die Hand nehmen sollte:

1. Entweder man kann eine naturheilkundliche Behandlung, die den Namen verdient, „aus der Portokasse" bezahlen, oder aber man versucht sich selbst um das Problem zu kümmern, sich zu informieren und es auszuprobieren
2. Wer wegen Gesundheitsvorsorge oder Behandlung von Grippe-, Erkältungs-und Infektionskrankheiten zum Arzt einer zukünftigen „Bürgerversicherung" gehen muss, bekommt das, was die Diagnoseschlüssel der WHO letztlich vorschreiben: Eine Behandlung mit Allopathischen Mitteln, mit Anti-Mitteln!

   Eine solche Behandlung macht abhängig von diesem Gesundheitssystem, weil Naturheilungen dann kaum noch eintreten werden, geschweige denn, dass die Einleitung und das Ingangsetzen solcher Prozesse von der Bürgerversicherung bezahlt werden.

Das Schlimme dieser Entwicklung wird zwangsläufig eine Zunahme chronischer Krankheiten sein, das sind die so genannten iatrogenen Krankheiten, (vom Arzt erzeugte).

Zurück zur Sache: zum Diagnostische Blick.

Heilpraktiker und Ärzte für Naturheilverfahren haben gelernt, die Mundhöhle und den Rachenraum aus verschiedenen ganzheitlichen Behandlungsgesichtspunkten zu inspizieren.

Dazu gehört zum Beispiel bei einer ganzheitlichen Krebsbehandlung, dass untersucht wird, ob tote Zähne oder andere Störfelder vorliegen, die unbedingt bei einer Krebsbehandlung saniert (eigentlich immer) werden müssen.

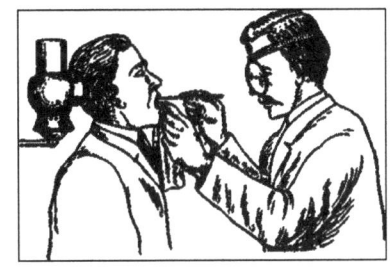

Die Zunge ist ein hervorragender Frühindikator, um möglichst schnell zu erkennen, ob z.B. unser Organismus „viel zu tun" hat, ob Belastungen vorliegen oder ob sich Entzündungen ankündigen.

Mütter, die ihren Kinder nicht in den Mund schauen, den Rachenring und die Mandeln betrachten, und Kindern verbieten, die Zunge rauszustrecken, verpassen die beste Gelegenheit zu überprüfen, ob ihre Kinder heimlich Süßigkeiten essen oder ob sie überhaupt generell falsch ernährt werden.

Die Zunge lügt nicht! Wenn die Zunge, im hinteren Bereich weißlich belegt ist und das dauerhaft, dann sollte man sich Gedanken machen, mit welchen Maßnahmen man den falschen Lebensstil ändern kann, bis die Zunge klar und rein ist.

Wer diesen Vergiftungszustand schneller beseitigen möchte, dem stehen mit den „Glorreichen Sieben" gute Maßnahmen zur Verfügung.

Das häufige Klagen von Eltern darüber, dass ihr Kind schon wieder krank sei oder schon wieder eine Entzündung nach der letzten Antibiotikabehandlung habe, liegt oft an einer „Mästung" der Kinder mit Zucker, raffinierten Kohlehydraten, Fastfood und vielen Lebensmitteln, die eine hohe glykämische Last aufweisen.

Unterzuckerung und Infektanfälligkeit

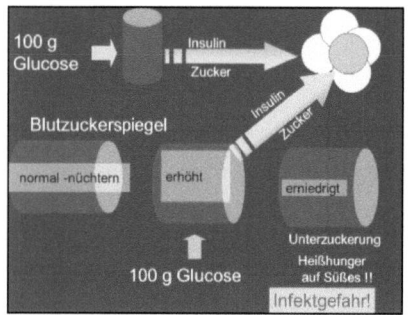

Auf die so erzeugte Unterzuckerung in der Gegenregulation (siehe nebenstehende Abbildung), wird beim Kapitel Schnupfen noch eingegangen

Ein Kratzen im Hals, das kennt jeder, das hat man halt mal, das geht in der Regel wieder weg.

Aber das Kratzen im Hals könnte sich auch weiterentwickeln zu Schluckbeschwerden, Halsschmerzen, dicken Mandeln und zu einer handfesten eitrigen Mandelentzündung.

Das früheste Zeichen ist oft nicht der gerötete Rachen, das Kratzen im Hals, sondern das früheste Zeichen ist eine belegte Zunge.

Der hintere Bereich der Zunge hat, nach der Zungendiagnostik, einen Bezug als Reflexzone zum Darmbereich.

Hier kann man wunderbar beobachten, dass bei einem Infekt die Zunge immer belegt sein wird.

Eine solch belegte Zunge (siehe Abbildung), ist aber nicht nur bei einem akuten Infekt zu sehen, sondern auch dann, wenn man Entgiftungsmaßnahmen nach dem Selbsthilfe-Programm (Die Glorreichen Sieben) oder nach den Maßnahmen aus meinem Buch „Wie stärke ich mein Immunsystem" durchführt.

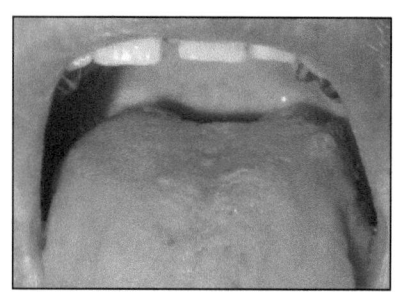

Die abgebildete Zunge ist meine, die ich während einer durchgeführten Darmreinigungs- und Regenerations-Therapie fotografiert habe.

Wichtig ist deswegen darauf hinzuweisen, dass in der Tat bei allen Entgiftungs- und Ausleitungsmaßnahmen man nicht erwarten kann, dass die Zunge nun schnell rein und blank sein muss.

Man muss sich nicht sorgen, wenn man z.B. drei oder vier Tage einen Einlauf wegen Fieber gemacht hat und die Zunge noch belegt und nicht rein und blank ist, weil man ja ausgeleitet hat.

Im Gegenteil: die Zunge kann sich noch stärker belegen! Das ist kein schlechtes Zeichen. Der Organismus ist offensichtlich froh, dass eine Schleuse geöffnet wurde, nach dem Motto: Heute ist Sperrmüll, der abgefahren wird. Da stellen wir noch schnell etwas dazu!

Es gibt eine naturheilkundliche Regel: Reinigung und Heilung erfolgt von innen nach außen!

Sichtbare äußere Unreinheiten, besonders auch der Haut, verschwinden, wenn „innen" der Darm entgiftet und saniert ist. Man könnte auf diese Weise sehr viel Geld für Make-up einsparen.

Eine belegte Zunge ist zunächst einmal also keine Krankheit! Man muss sich nicht aufregen. Wenn man Kaffee getrunken hat, ist die Zunge braun. Das ist noch keine Leberbelastung. Dieser Belag verschwindet wieder.

Aber ein weißlicher Belag auf der Zunge (Darmregion) sollte uns ermuntern, mit Entgiftungsmaßnahmen fortzufahren.

Wenn der weißliche Belag allerdings ein Dauerzustand ist, dann würde ich das nicht ignorieren (weil ja noch nichts weh tut) sondern mich vor den Spiegel stellen und mir folgende Fragen beantworten:

- Wie sieht meine Gesichtsfarbe so aus?

- Wie beurteile ich meine Augenringe?

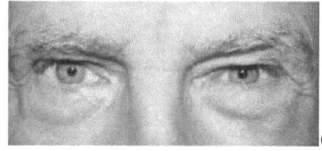

der Autor (75)

Sind Veränderungen eingetreten?

Wichtig ist, seinen Status im „normalen" Zustand zu kennen, um Veränderungen feststellen zu können.

- Wie sieht meine Bauchform nach Dr. F.X. Mayr aus? Kann ich aufgrund meiner Bauchform vermuten, dass mein Darm träge oder entzündet ist?

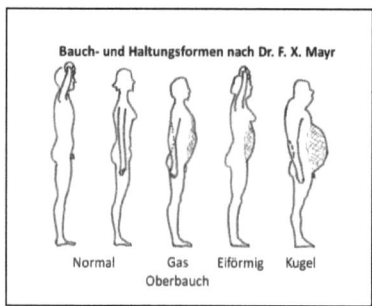

Ja, das kann man sehr gut nach der Mayr-Diagnostik. Dabei sind die Bauchformen der Menschen natürlich aufgrund unserer vererbten Strukturen unterschiedlich.

Dennoch hat Dr. X. F. Mayr mit seiner Diagnostik messbare Kriterien entwickelt, die eindeutig auf eine Darmschädigung, eine Entzündung, letztlich auf eine funktionelle oder bereits chronische Darmerkrankung hinweisen.

Bei einer Darmsanierung normalisieren sich die Werte, wie jeder auch an sich selbst messen und feststellen kann. Ob und wie schnell man Idealwerte, oder gewisse Normalwerte, erreichen kann, hängt natürlich von verschiedenen individuellen Faktoren ab.

Hier, beim Thema „Diagnostischer Blick", reicht es aus, unseren Blick für eine Bauchinspektion etwas zu schulen. Die typischen Mayr-Bilder sind eine gute Vorlage, um für sich selbst ehrlich zu erkennen, wie es um die eigene Darmgesundheit steht.

Daraus kann sich bereits ein sehr praktischer und hilfreicher Hinweis ableiten

Nehmen wir zum Beispiel die Bauchform des Sämannes. Man erkennt, dass der Bauch schlaff nach unten hängt, der Darm ist schlaff. Der Querschnitt ist vergrößert, der Darminhalt vermehrt, die Darmbewegung (Peristaltik) träge bis fast gelähmt.

Dieser Zustand kann lange Zeit symptomlos bestehen, so dass der Eindruck entstehen könnte, dass man einen total gesunden Darm hat.

Wenn wir an das Eisbergmodell denken, dann kann es sein, dass Symptome wie Kopfschmerzen, Rückenbeschwerden, Herzsensationen oder schlechte Leber- und Nierenwerte, die man eventuell an anderer Stelle des Körpers hat, Fernauswirkungen des kranken Darmes sind.

Wer einen solchen Darm bei sich erkennt und nun meint, er müsse sich endlich gut und vollwertig ernähren, der macht absolut das Falsche.

Ein solcher Darm verträgt keine Vollwert- und Frischkost! Im Gegenteil, sein Zustand verschlimmerte sich. Einen derart chronischen Darmzustand aufzuarbeiten, ist mit einer einzigen Mayr Therapie nicht getan.

Dazu sind mehrere Kuren notwendig. Man kann es mit meinem milden Selbsthilfe-Programm aus meinem Buch „Wie stärke ich meine Immunsystem?" versuchen.

Der alte Lebensstil, der zu diesem Zustand geführt hat, muss aufgegeben werden!

Ein solcher Bauch ist nicht optimal, auch wenn es meiner ist. Er ist leicht entzündlich. Er befindet sich in einer Alarm - und Entgiftungsphase. Die Darmschleimhäute müssen sich noch erneuern. Es ist das Stadium „1-2" einer im Gange befindlichen Darmsanierung.

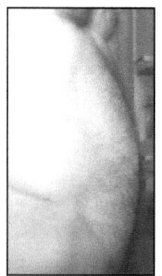

Wenn wir hier über den Diagnostischen Blick im Zusammenhang mit Infektionskrankheiten sprechen, dann fällt auf, dass sich alles immer wieder in irgendeiner Form um den Darm dreht.

Im weiteren Sinne handelt es sich tatsächlich um den gesamten Verdauungsapparat! Leber, Galle, Niere, Bauchspeicheldrüse, Lymphsystem usw. gehören dazu.

Leider wird auch der Mundspeichel von Therapeuten und von den kauenden Menschen zu wenig beachtet.

30 bis 50zig mal zu kauen, ist die beste Selbsthilfe-Methode zur Sanierung des Darmes, zur Unterstützung und Stärkung des Immunsystems (siehe: Wie stärke ich mein Immunsystem).

1,5	Liter / 24 h	Speichel
2,5	Liter / 24 h	Magensaft
0,7-1,5	Liter / 24 h	Galle
0,7	Liter / 24 h	Bauchspeichel
3,0	Liter / 24 h	Darmdrüsensaft
ca. 9	Liter / 24 h	**Gesamt**

Alle Verdauungssäfte zusammen machen etwa 9 Liter aus, die durch den Körper kreisen. Sie verstoffwechseln die Nahrung und reinigen 5 l Blut und 2 l Lymphe.

Zusammen werden auf diese Weise alle Körperzellen (auf irgendeine Weise) versorgt. Was aber viel wichtiger ist: Dieser Blut-, Lymph- und Säfte-Kreislauf, den Dr. Rauch wie kein anderer so trefflich beschrieben hat, ruft die Symptome hervor, die uns zeigen, dass der Verdauungsapparat das wichtigste Blut- und Säfte-Reinigungssystem des Organismus ist.

Zungen-Beläge, schaler Geschmack, entzündete Mundschleimhäute, Mundbläschen, Entzündungen im Hals- Rachenraum, Mandelentzündungen (Mandeln gehören zum Lymphsystem) weisen darauf hin, dass die Säfte sich in einem schlechten Zustand befinden. Diese Symptome sind Ausdruck eines Reinigungsprozesses.

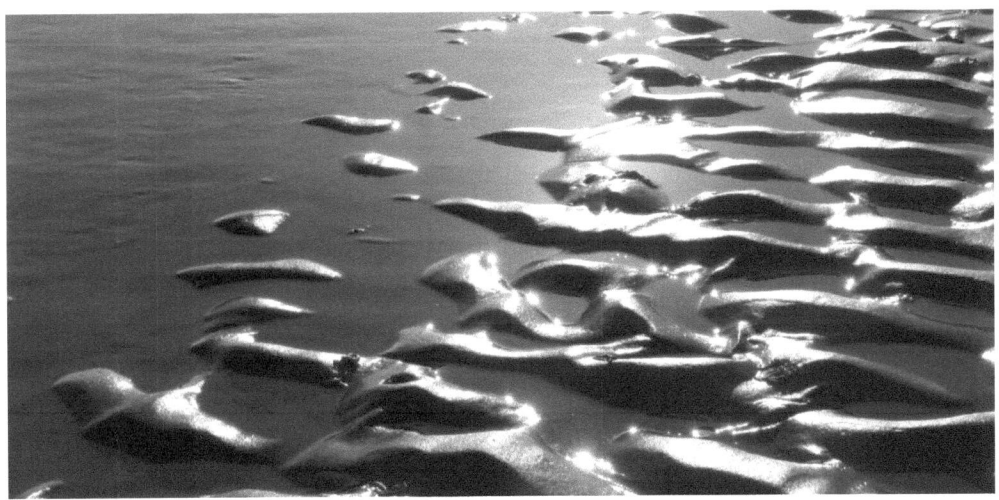

Aus diesem Grunde habe ich beim Diagnostischen Blick im Hinblick auf Grippe- Erkältungskrankheiten die Notwenigkeit herausgestellt, die körpereigenen Entgiftungsinstrumente erkennen und unterstützen zu können.

Wenn wir verstanden haben, dass eine Säftereinigung über

- den Darm und alle Verdauungsdrüsen (Speichel, Leber mit Gallenblase, Magenschleimhaut, Bauchspeichel)
- die Nieren
- die Lungen
- die Haut (als sogenannte dritte Niere) mit Schweiß, Ausdünstungen, Flecken, Pickel, Furunkel

stattfindet, dann wissen wir auch, dass wir nicht die Symptome im Mund und Rachenraum in erster Linie behandeln sollten, sondern unbedingt und als allererstes die **Blut- und Säftereinigung** unterstützen müssen.

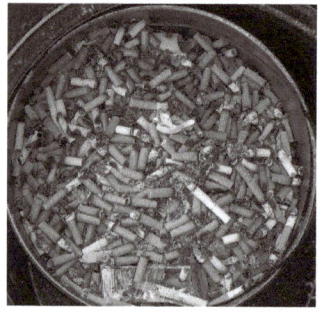
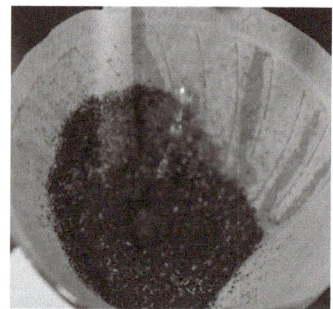
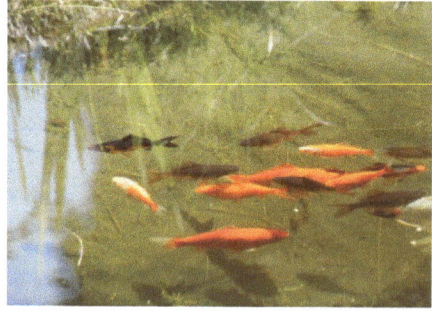

Der natürliche Verlauf einer Krankheit – Natürliche Heilkräfte
Welche Instrumente und Heilkräfte besitzt unser Körper?
Fieber ist nicht böse, sondern heilend

Wenn man im Internet nach „körpereigenen Instrumenten" sucht, die der menschliche Organismus einsetzt, um sich selbst zu heilen, dann wird nur auf mein Buch: „Wie stärke ich mein Immunsystem?" hingewiesen.

Da ich von Haus aus Diplomingenieur bin, hatte ich diesen für mich überzeugenden Begriff gewählt, obwohl er in der Naturheilkunde ungebräuchlich ist.

Auf diesen für mich naheliegenden Begriff „Instrumente" bin ich durch meine Beschäftigung mit der schon erwähnten Homotoxinlehre von Prof. Dr. Heinrich Reckeweg gekommen.

Reckeweg hat, aufgrund seiner wissenschaftlichen Arbeiten, einen ganz anderen Krankheitsbegriff (im Gegensatz zur schulmedizinischen Lehre) entwickelt:

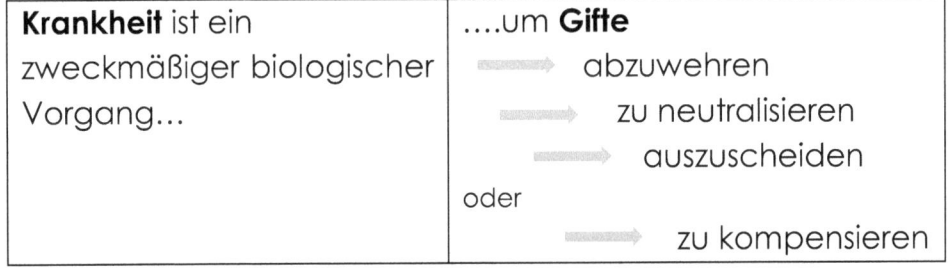

| **Krankheit** ist ein zweckmäßiger biologischer Vorgang… | ….um **Gifte** ⟶ abzuwehren ⟶ zu neutralisieren ⟶ auszuscheiden oder ⟶ zu kompensieren |

Dieser Ansatz ermöglichte ein ganz anderes Verständnis von Krankheit und damit einen überzeugenden Ansatz zu vielfachen biologischen Therapien, ohne Nebenwirkungen, die im Gegensatz zu den chemischen krankheitsunterdrückenden Anti- Mitteln der Schulmedizin stehen.

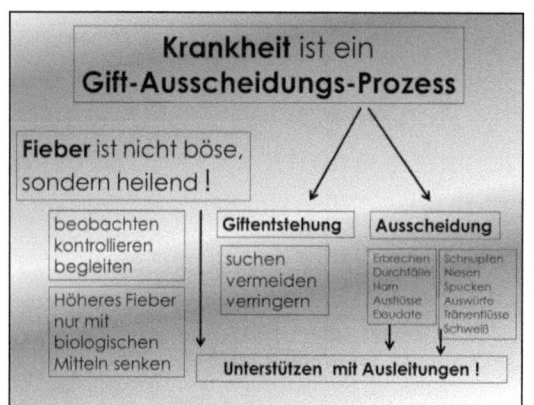

Biologische Verfahren zielen auf körperliche Heilungen. Chemische, arzneiliche Maßnahmen sind gegen Krankheitssymptome gerichtet.

Das wird schnell am folgenden Beispiel deutlich:

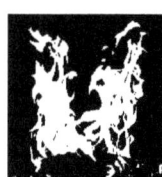 **Fieber** ist ein Symptom, das wir als Krankheit empfinden. Es wird oft deswegen auch so behandelt, bekämpft und unterdrückt. Wenn Fieber aber ein zweckmäßiger Vorgang ist (u.a. nach Reckeweg), dann muss man Fieber als ein **körpereigenes Instrument bezeichnen.**

Dieses Instrument, das durch Verbrennung von Giftstoffen im Körper deren Ausscheidung erst ermöglicht, ist also eine äußerst zweckmäßige Heilmaßnahme.

Reckeweg sieht in seiner Homotoxinlehre, die durch „Homotoxine" (Menschengifte) entstehenden verschiedenen Krankheiten, im Grunde genommen als einen einheitlichen biologischen Vorgang an.

Die Gifte können dabei in verschiedenen Phasen in verschiedenen Geweben völlig verschiedene Krankheiten hervorrufen.

So kann es z.B. sein, dass es bei einer Therapie, die mit chemischen Giften Fieber unterdrückt, zu einer Verschlimmerung der Krankheit oder gar zu einer neuen Krankheit kommen kann (retoxische Therapie).

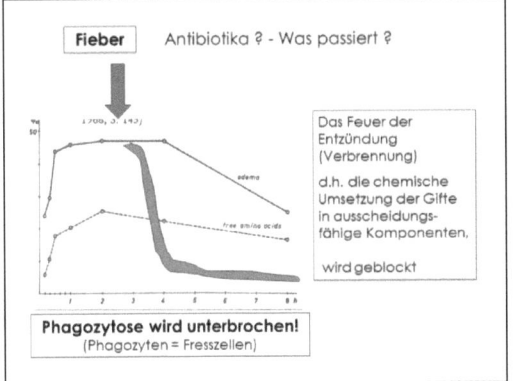

Quelle: Diagrammgrundlage, Verlauf einer Entzündung
(Die Entzündung, Urban & Schwarzenberg)

Dabei haben sie eine gleiche biologische Ursache, die darin liegt, den Körper daran zu hindern, mit Fieber sich selbst zu heilen.

Fieber ist also ein Heilungsinstrument wie viel andere Symptome auch, die wir fälschlicherweise als Krankheit bezeichnen und als solche behandeln.

Bei akuten Infektionskrankheiten der täglichen Erscheinung ist Fieber ein Heilungsinstrument, das wir unbedingt zur Naturheilung brauchen. Es darf bedenkenlos, je nach individueller Situation, bis auf etwa 39° ansteigen.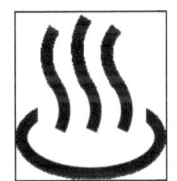

Kinder haben z.B. schnell hohes Fieber. Manchmal merken es die Kinder selber nicht und spielen und toben weiter rum. Möglicherweise sind sie knatschig und quengelig. Wenn die Eltern dann die Hand auf die Stirn legen oder das Fieber messen, sind sie oft erstaunt, wie hoch das Fieber ist.

Das ist kein Anlass zur Sorge, sondern im Gegenteil eine Freude: Das Kind hat Fieber! Das stärkt sein Immunsystem!

Ich staune immer wieder, dass selbst heute junge Ärzte, trotz naturheilkundlichem Elternhaus, mit ihren eigenen Kindern voller Sorge in die Klinik oder zum Kinderarzt fahren: Es könnte ja ein Fieberkrampf daraus werden!

Man kann nur vermuten, dass die heutige Medizinausbildung sich von der Natur total entfernt hat. Man schaut in die Bildschirme des Computers, verschreibt blind chemische Antimittel, ohne dem Patienten ins Gesicht zu sehen, geschweige denn in die Mundhöhle.

Was machten denn diese Ärzte auf hoher See ohne Labor, PC, ihrer Arzt- und Medikamententasche, wenn sie nicht einmal das Repertoire des alten Landarztes gelernt haben?

Ich bin fest davon überzeugt, dass diejenigen, die das hier vorgestellte Selbst-Hilfe-Programm verinnerlicht haben und (am besten) an sich selbst im gesunden Zustand ausprobiert haben, sich

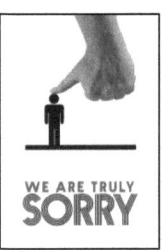

besser und gesünder helfen können, als mancher Arzt mit seinem Rezeptblock für fiebersenkende Medikamente es vermag.

Im Gegenteil: Denn die Unterdrückung von Fieber, die Unterdrückung dieses Heilungsinstrumentes, mit chemischen Antibiotika bezahlt die Krankenkasse. Das ist umsonst! Es wird bezahlt, obwohl eine solche ständig wiederholte Behandlung, die das Immunsystem schädigt und zerstört, den Menschen, bis hin zum Krebs, chronisch krank machen kann.

Der schlechte Ausgang der Geschichte ist: Wenn jetzt dieser Mensch mit seinem darniederliegenden Immunsystem zu einem Arzt geht, der ihm eine Fiebertherapie, eine Hyperthermie verschreibt, damit das Immunsystem wieder in Gang kommt, dann muss er die Therapie aus seiner privaten Tasche bezahlen.

Leider ist es so, dass in der schulmedizinischen Behandlung nicht nur das Fieber unterdrückt wird. Es werden weitere Symptome, gerade bei den Infektionskrankheiten, die wir als Heilungsinstrumente des Körpers ansehen, mit Antimitteln behandelt und unterdrückt.

Zu diesen Heilungsinstrumenten zählen z.B.:

- alle Ausscheidungen
- Ausfluss
- Hustenschleim
- Eiter

Nebenbei bemerkt (und nicht zum Thema der Infektionskrankheiten gehörend), sind als Heilungsinstrumente z.B. auch zu nennen:

- Polypen
- Gallensteine und
- Nierensteine
- **Gallen- und Nierensteine?** Ja, Gallen- und Nierensteine sind ein Heilungsinstrument des Körpers, zumindest ein Kompensationsinstrument. Man fragt natürlich: Ist das nicht eine handfeste Erkrankung?

Die gebildeten Steine kann man als eine handfeste Erkrankung ansehen. Klar, sie können zu einer solchen Größe anwachsen, dass es zu Schmerzen, Koliken und anderen

Funktionseinschränkungen kommt. Sie müssen operiert oder zertrümmert werden.

Die Steine sind jedoch nicht die Erkrankung! Sie sind die Spitze des Eisberges, sie sind das Ergebnis, sie sind das Symptom einer Erkrankung. Die Erkrankung, wenn man von Erkrankung reden will, ist **die Bildung** der Steine!

Und die **Bildung der Steine ist ein körperliches Instrument, die Deposition, die Ablagerung!** Es ist der körperliche Versuch, Gifte zu neutralisieren, um sie ausscheiden zu können. Wenn er die Gifte aber nicht ausscheidungsfähig machen konnte, dann schiebt er sie auf die Müllhalde. **Die Müllhalde ist in diesem Beispiel die Existenz der Steine.**

Die Steinbildung ist ein Beispiel dafür, wie der Körper mit Stoffen umgeht, die aufgrund einer „kranken" Blut- und Säfte-Zusammensetzung entstehen, die der Organismus aus verschiedenen, auch aus individuellen lebensstilbedingten Gründen, überhaupt oder nicht in einem ausreichenden Maße ausscheiden kann.

Was macht er mit solchen Stoffen? Er lagert sie ab. Damit befinden wir uns in der Ablagerungsphase. (Das ist die Spalte in der Reckeweg-Abbildung, links vom biologischen Schnitt).

Alle aufgezählten Krankheiten in der linken Reckeweg Tabelle, sind körpereigene Entgiftungs- und Heilungsinstrumente. Sie sind von Reckeweg eingeteilt nach dem Prinzip: Gifte (Menschengifte - Homotoxine) abzuwehren, zu neutralisieren, auszuscheiden oder zu kompensieren (deponieren).

Gerade links vom biologischen Schnitt müssen wir dem Körper helfen! Helfen wir ihm nicht bei einer ansteigenden Gift-Flut, die aufgrund von falscher Ernährung, bakteriellen und viralen Infekten sowie anderen menschenunverträglichen Giften entsteht, dann kommt es zu zellulären, „handfesten" Krankheiten, die auf der rechten Seite vom biologischen Schnitt aufgeführt sind.

Die Pfeile in Richtung von oben links nach unten rechts, auf beiden Seiten zeigen eine Verschlimmerungstendenz an, eine sogenannte progressive Vikariation.

Mit unserem Selbst-Hilfe-Programm befinden wir uns auf der linken Seite, in der sogenannten humoralen Phase.

Hier müssen wir die körperlichen Ausscheidungs-Instrumente grundsätzlich unterstützen und nicht hemmen, damit der Körper sich selbst helfen kann.

Reckeweg hat diese Instrumente, sprich „Krankheiten", in einer Tabelle zusammengestellt und in zwei Gruppen eingeteilt:

➢ Krankheiten der Humoralen Phase
➢ Krankheiten der Zellularen Phase

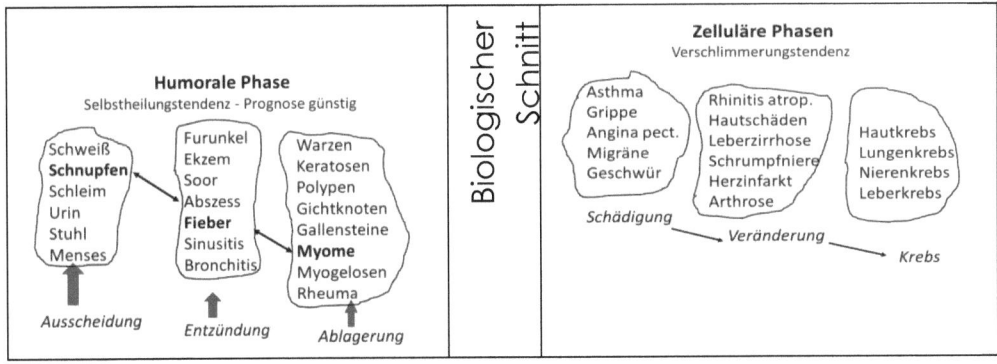

Diese beiden Phasen trennte er durch einen sogenannten **bio-**

logischen Schnitt. Die Krankheiten der humoralen Phase haben eine gute Selbstheilungstendenz, weil Ausscheidungen, Fieber usw. gute körpereigene Instrumente sind, Gifte zu beseitigen.

Auf der rechten Seite finden wir die Krankheiten, die zu einem großen Teil bereits zelluläre Schädigungen zeigen. Sie haben deswegen oft eine Tendenz zur Verschlimmerung.

Fieber kann natürlich nicht nur bei infektiösen Erkrankungen auftreten. In der Abb. habe ich das durch einen Trennungsstrich deutlich gemacht. Die unter dem Strich genannten Verdachtsdiagnosen müssen selbstverständlich differenzialdiagnostisch abgeklärt werden.

Das sind Krankheiten, die teilweise dem Notfall und dem chronischen Bereich zuzuordnen sind. Gleichwohl könnten die hier beschriebenen Selbst-Hilfe-Maßnahmen bei Fieber hilfreich und lindernd sein, weil eben fiebersenkend und entgiftend!

Mögliche Ursachen von Fieber
- Infektionen mit Viren, Bakterien, Mykoplasmen, Parasiten und Pilzen
    - Sepsis, Meningitis, Enzephalitis, Harnwegsinfektionen
    - Sinusitis, Bronchitis, Pneumonie, Otitis media, Osteomyelitis

- Autoimmunkrankheiten, Kollagenosen
    - Rheumatisches Fieber
    - Lupus erythematodes
    - Sarkoidose
    - Dermatomyositis
- Exsikkose
- Schädelhirntrauma
- Drug fever durch Medikamente
- Resorptionsfieber nach ausgedehnten Verletzungen
- Tumorfieber
    - Leukämien, Hirntumore

In diesem Buch schreibe ich über Erkältungs- und Infektionskrankheiten.

Im Allgemeinen, bei „normalen" Infektionskrankheiten", ist Fieber ist bis zu 40° C als eine natürliche Reaktion des Körpers gegen innere und äußere Gifte anzusehen (Antihomotoxische Medizin).

Deswegen sollte Fieber bis zu etwa 38,5 -39 ° in der Regel nicht mit chemischen, Fieber unterdrückenden Medikamenten gesenkt werden.

Auch aus naturheilkundlicher Sicht sind die bekannten fiebersenkenden Maßnahmen (wie Brust- und Wadenwickel) noch nicht angebracht! Die heilende Kraft des Fiebers kann, je nach Konstitution des Patienten, so lange wie verträglich genutzt werden!

Das soll aber nicht heißen, gar nichts zu tun. Im Gegenteil! Die im Selbst-Hilfe-Programm beschriebenen **Gift-ausleitenden Maßnahmen** sollten sogar bei den ersten Anzeichen eines Infektes eingesetzt werden. Fieber senken ist dagegen keine naturheilkundliche Therapie. Das Fieber senkt sich automatisch, wenn es der Körper nicht mehr braucht. Je schneller wir dem Organismus helfen, seinen Giftspiegel zu senken, umso früher wird das Fieber entbehrlich.

Selbsthilfe-Programm: Die „Glorreichen Sieben" gegen Grippe, Erkältung und Infektionen

Für die Behandlung von Infektionskrankheiten ist also unbedingt ein guter, geschulter diagnostischer Blick notwendig (s. Hinweise im entsprechenden Kapitel dieses Buches). Deshalb sollte man seinen Blick bereits im täglichen Umgang mit unseren lieben Mitmenschen schulen.

Natürlich hilft uns auch der tägliche Blick in den eigenen Spiegel. Er hilft besonders dann, wenn wir mit „brutalst möglicher Offenheit", zu einem bestimmten Zeitpunkt den aktuellen Zustand, unseren Status (in irgendeiner Form) durch Bild und/oder Text dokumentiert haben.

Der erste Blick gilt, wie dort beschrieben, Gesicht, Augen, Mundhöhle (und dort besonders), der Zunge.

Die Zunge gibt den ersten Hinweis auf die Beschaffenheit des Darmes und seiner Entgiftungsarbeit. Beurteilungskriterien nach der Mayr Diagnostik helfen uns, unseren Gesundheitszustand, unseren Vergiftungszustand und die Reaktionsfähigkeit unseres Regulations- und Immunsystems besser einzuschätzen.

Das Selbsthilfe-Programm, das ich griffig mit den „Glorreichen Sieben" betitele, ist tatsächlich glorreich und erfolgreich!

Es ist nicht „neu", sondern es basiert auf altbewährten und bekannten Maßnahmen der Naturheilkunde, der Erfahrungsmedizin und insbesondere auf die Erfahrungen der Dr. X. F. Mayr- Diagnostik und Therapie.

Meine Intention dieses Selbsthilfe- Programm aufzuschreiben, war:

1. Meine inzwischen über 40 Jahre alten Kinder daran zu erinnern, dass wir sie bis zum 20.Lebensjahr ohne Antibiotikagroßgezogen haben. Die beiden wenden heute dieses Programm zwar auch bei ihren Kindern an, nach meiner Meinung jedoch nur halbherzig. Wenn sie es also ihren Kindern nicht richtig weitergeben, dann ist es sehr schade, denn klar ist, dass gerade unsere Kinder und Enkelkinder, sowie die nachfolgenden Generationen, noch mehr auf die altbewährten naturheilkundlichen Selbsthilfe- Programme angewiesen sein werden.

Dies wird deswegen so sein, weil sich heute bereits abzeichnet, dass wegen der Bildung multiresistenter Keime, Infektionskrankheiten in Zukunft immer schwieriger mit Antibiotika erfolgreich behandelt werden können.

2. In Anlehnung an das kleine Buch des Mayr-Arztes Dr. Erich Rauch „Heilung der Erkältungs- und Infektionskrankheiten durch natürliche Behandlung" (das leider nicht verlegt wird, Erstausgabe 1967) meine Erfahrungen als Anregungen für jedermann niederzuschreiben, und zwar in dem bereits erschienenen Selbsthilfe-Buch: Wie stärke ich mein Immunsystem? – Oder Leiden auf Rezept?" und zum Zweiten jetzt mit dieser Schrift.

Warum werden solche naturheilkundlichen Ratgeber zur Selbsthilfe gerade jetzt in dieser Zeit so wichtig?

Aus meiner Sicht gibt es mehre Gesichtspunkte:

- Der gute Haus- und Landarzt stirbt aus.
- Die heutigen schulmedizinischen Leitlinien und detaillierten Vorgaben der Gebührenordnung für Ärzte (GoÄ), sowie die Entwicklung des bald nicht mehr bezahlbaren Gesundheitswesens lassen den Ärzten keinen anderen Spielraum, als nur den schnellen Griff zum Rezeptblock.
- Beratung zur Selbsthilfe wird nicht bezahlt.
- Unter Vorsorgemaßnahmen werden solche Maßnahmen verstanden, die auf Früherkennung von Zellerkrankungen gerichtet sind. Das hat nichts mit Gesundheitsvorsorge zu tun, sondern mit Früherkennung von schweren Krankheiten, bei denen das körpereigene Regulations- und Immunsystem bereits geschädigt oder gar zunehmend ausgeschaltet ist.
- Beratungen darüber und Anleitungen, wie jedermann lernen kann, die meisten Erkältungs- und Infektionskrankheiten selber weitgehend zu beherrschen, sind weder für Ärzte noch für die Pharmaindustrie lukrativ

- Das Fatale an den vorgenannten Punkten ist, dass das Wissen über körperliche Eigenheilungen, über Naturheilungen und gut wirkende Selbsthilfe- Programme verloren geht. Es wird von Generation zu Generation immer weniger weitergegeben. Die Folge ist, dass bei jedem kleinsten Infekt, oder bei auftretendem Fieber, jeder sofort ängstlich zum Arzt läuft, sein Antibiotikum, und somit eine schnelle Behebung der unangenehmen Krankheitssymptome verlangt.
- Die Pharmaindustrie ist in Marketing unschlagbar. Sie macht sich diese hilflose Situation der Bürger zu nutze. Wie ich auf ich schon berichtet habe, hat der Umsatz von frei verkäuflichen Arzneimitteln zur Selbstmedikation stark zugenommen. Neben BoxaGrippal gegen Grippe wird nun Vaprino zur Behandlung von akutem Durchfall beworben. Das ist die Selbsthilfe der modernen Neuzeit. Die Menschen werden von der Wiege bis zur Bahre abhängig gemacht. Gesundheit bekommt man eben nicht in der Apotheke.
- Das Vergessen der Selbsthilfe-Möglichkeiten, das sich nicht zutrauen, selbst etwas zu tun, die Angst vor Fieber und Krankheitssymptomen verleitet weite Bevölkerungskreise dazu, ihren gesunden Menschverstand nicht zu gebrauchen und selbst erstmal anzupacken.

Wenn man verstehen würde, dass Krankheit im Sinne von Reckeweg ein Giftausscheidungsprozess ist, den man unterstützen muss, dann wäre schon viel gewonnen.

Der wichtigste Gesichtspunkt für ein gebrauchsfähiges, risikofreies Selbst-Hilfe-Programm ist aus meiner Sicht das folgende Zitat aus „Harrison Innere Medizin":

„Das Auftreten multiresistenter Keime, z.B. Enterokokken, die gegen alle bekannten Antibiotika resistent sind und unbehandelbare Infektionen auslösen, führt zu der Erkenntnis, dass wir an der Schwelle einer so genannten „post-antibiotischen Ära" stehen….. Es scheint als Ironie des Schicksals, dass ausgerechnet in dem Augenblick, in dem wir die Biologie der Krankheitserreger immer besser zu verstehen beginnen, Infektionskrankheiten erneut ein so großes Problem darstellen".

Die Kieler Nachrichten berichteten am 18. September 2015, dass nach einer Umfrage fast zwei Drittel der Deutschen Angst haben, sich bei einem Krankenhausaufenthalt mit einem multiresistenten Keim anzustecken.

Wer denkt, dass das ihn zurzeit nichts anginge, er ja nicht ins Krankenhaus müsse, er sich also nicht anstecken könne, der vergisst, dass er sich im täglichen Leben schnell eine bakterielle Infektion einhandeln kann, gegen die dann kein Antibiotikum hilft, weil die Bakterien „multiresistent" (d.h. gegen verschiedene Antibiotika) geworden sind. Das ist das eigentliche Problem für jeden.

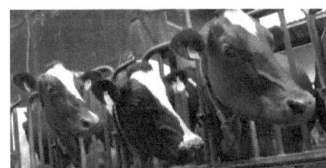

Da der übertriebene, sorglose Einsatz von Antibiotika, gerade auch in der Massentierhaltung, offensichtlich nicht aufzuhalten ist, ist zu erwarten, dass viele gewöhnliche Infektionen nicht mehr geheilt werden können. (WHO 7.4.2011., Johann Altmann, Jutta Altmann- Dokumentation Massentierhaltung). Ich bin ohnehin, wie viele Kollegen/innen in der Naturheilkunde, der Meinung, dass gewöhnliche Infektionen ohne Anti-Mittel, ohne Antibiotika geheilt werden müssen.

Aufgrund dieser weltweiten Entwicklung wird uns nichts weiter übrigbleiben, als wieder zu lernen, natürlich zu heilen.

Hippokrates riet schon: Fieber erzeugen!

Prof. Dr. Heinrich Reckeweg scheibt: „Gesundheit ist Freiheit von Giften und Giftschäden" (Homotoxinlehre).

Dr. F. X. Mayr stellt fest: „Die im kranken Darm entstehenden Gifte sind es nachweisbar, die den Menschen krank, vorzeitig alt und hässlich machen"

Dr. Erich Rauch fordert: „Die Blut- und Säftebehandlung ist eine Individualtherapie. Sie verlangt vom Patienten mehr Mitarbeit und Disziplin als jede andere Behandlungsart".

Der Autor dieses Buches ist überzeugt: „Homotoxinlehre, Diagnostik und Therapie nach Mayr, Blut- und Säftereinigung nach Rauch sind **die** Grundlagen für jeden einzelnen, sich der krankmachenden Schulmedizin (die wegen der Unterdrückung akuter Infektionskrankheiten auf Dauer ins chronische Siechtum führt) entziehen zu können.

Das Selbst-Hilfe-Programm ist praxiserprobt. Es erfüllt die folgenden Anforderungen:

- Es ist einfach und nachweislich wirksam
- Es schadet nicht
- Es kann im „gesunden" Zustand getestet werden
- Es ist im gesunden Zustand ein Jungbrunnen
- Es beugt vor und stärkt das Immunsystem
- Es entgiftet und saniert den Darm

und

- es ist eine Individualtherapie, die man selbst lernen, testen und anwenden kann.

Das Selbst-Hilfe-Programm im Einzelnen

Das Selbst-Hilfe-Programm besteht aus sieben Maßnahmen oder Maßnahmen- Gruppen, die bewusst in einer Rangfolge durch die Nummerierung aufgeführt sind.

Die Glorreichen Sieben

1. Teefasten - Quellwasser
2. Klistier
3. Bittersalz
4. Wärmflasche
5. Wickel und Packung
6. Wasser, Wanne und Bürste
7. Homöopath. Erkältungsmittel

Aus langjähriger Erfahrung betone ich, dass die Rangfolge sehr wichtig ist!

Man arbeitet von oben nach unten, von Pkt. 1 bis Pkt.7, die sieben Maßnahmen stellen keine Beliebigkeit dar, nach dem Motto: Ich suche mir mal das Einfachste und Bequemste heraus.

Wer glaubt:

- ohne eigenes Handeln oder

- ohne die Hilfe einer anderen Person, sich natürlich heilen zu können, der irrt.

Wer glaubt:

- sich bei einem Infekt aus beruflichen oder anderen Gründen nicht schonen zu müssen, hat das Prinzip „natürliches Heilen" noch nicht begriffen
- dass es besonders clever ist, sich nur bei „Nr.7" homöopathische Mittel herauszusuchen und einzunehmen, wird wahrscheinlich nicht den sicheren Erfolg haben, wie derjenige, der Klistier und Bittersalz als erste Maßnahme wählt
- dass er Bittersalz gerade noch trinken kann, aber sich nicht vorstellen kann, sich selbst einen Einlauf machen zu können, der verzichtet auf das mit am wirksamste Instrument zur Behandlung von Infektionskrankheiten.

Klistier ist unverzichtbar, es ist Pflicht für eine erfolgreiche Selbstbehandlung! Im Selbst-Hilfe-Programm (SHP) steht es ganz oben, an zweiter Stelle, nach dem Fasten

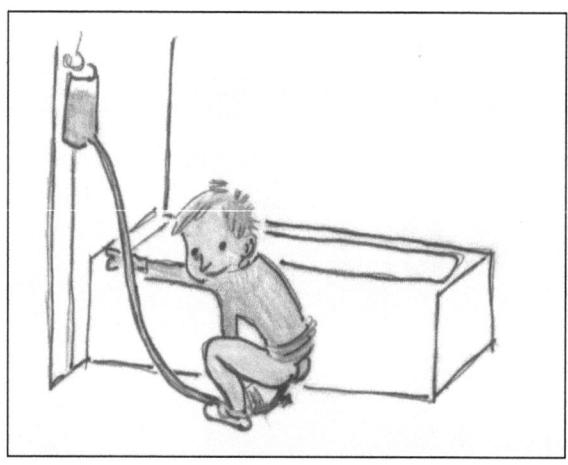

Die Glorreichen Sieben

Ich erläutere die Maßnahmen wie folgt:

Nr.	Maßnahme	Beschreibung und Erläuterung
1	**Fasten, Quellwasser** heißes Wasser, Tee	Der Infekt muss ausgehungert und nicht ernährt werden. Generell sollte man sowieso nichts essen, wenn man keinen Appetit hat. Allenfalls sollte bei Hunger eine Gemüsebrühe gelöffelt oder eine pürierte Gemüsesuppe „gegessen" werden. Es ist schwierig, Gemüsesuppe 30mal zu kauen. Es sollte jedoch die Suppe langsam geschlürft und viel eingespeichelt werden. Der Verdauungsapparat verbraucht 30 % der Energie. Durch Fasten und gutes Kauen erwirtschaften wir dem Organismus Energie, um zu entgiften und den Infekt zu bekämpfen. Es sollte nur warmes bis heißes Wasser (hochfiebernde Personen kühleres – kein eiskaltes), ohne Kohlensäure, schluckweise, getrunken werden.

| 2 | Klistier | **Weil das Klistier so wichtig ist,** weil es die Bedingung und Grundlage für eine schnelle Selbstheilung ist, möchte ich diejenigen ermuntern, die ein Klistier nie ausprobiert haben, es wirklich zu benutzen. |

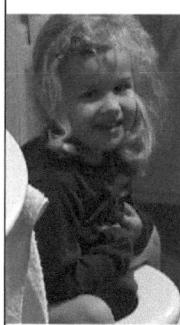
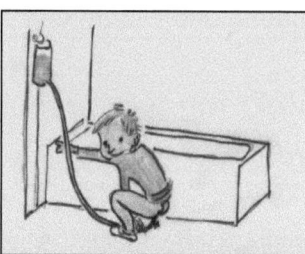
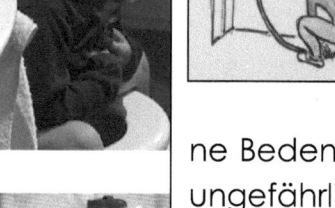

Man muss absolut keine Bedenken, gar Angst davor haben. Es ist ungefährlich. Der Einlauf mit warmem Wasser tut nicht weh, es wird nichts zerstört, aber er erleichtert und heilt auf wundersame Weise!

Es kann auch nichts verkehrt gemacht werden, abgesehen davon, dass das Wasser nicht laufen kann, wenn man Luft im Schlauch hat.

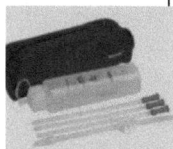

Bewährt hat sich das praktische Klistier von Reprop-Clyster. (www.reprop.de)
Mehrere mitgelieferte, austauschbare Darmrohre ermöglichen mehreren Personen in der Familie eine eigene Benutzung des Klistiers.

Zur Anwendung des Klistiers kann man sich bequem auf das WC setzen, den After mit etwas Öl oder Salbe bestreichen, das Gummirohr, das vorne Löcher hat, einführen,

| 2 | 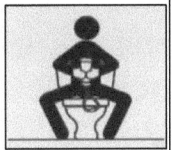 | den Behälter umdrehen, etwas zusammendrücken, damit das warme Wasser in den After hineinfließen kann. Den Einlauf kann man bei einer heftigen fiebrigen Grippe täglich machen, bei hohem Fieber auch mehrmals am Tag (siehe auch das Fallbeispiel Grippe). |

| 3 | **Bittersalz** 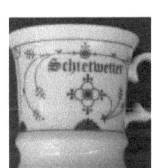 | Mit Bittersalz (Magnesium sulfuricum) aus der Apotheke wird eine isotone Bittersalzlösung hergestellt (1Teelöffel auf 1/4 li Wasser) führt man eine sogenannte salinische Darm-Berieselung durch.
Dazu gießt man auf einen Teelöffel Bittersalz in einen Becher warmes Wasser und rührt es zur Auflösung um. Das trinkt man morgens nüchtern (zur Meridian-Dickdarmzeit 5:00-7:00 Uhr)

Während das Klistier den Dickdarm entleert, reinigt diese Berieselung den ganzen Darm. Man sollte sich danach im Bereich einer zu erreichenden Toilette aufhalten, denn die „Wirkung" ist bald kaum aufzuhalten.

Da das Bittersalz in einer solchen Dosierung eine körpernahe Zusammensetzung (isoton) hat, wird eine Resorption des Wassers in das Blut verhindert. |

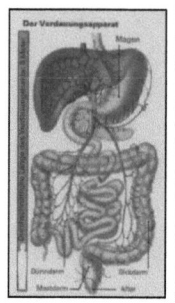

Die Flüssigkeit verbleibt also im Darm, weicht den Darminhalt auf, löst durch Vermehrung des Darminhaltes einen Dehnungsreiz aus und somit einen (sehr oft) schnell wirkenden Stuhlgang.

Das Bittersalz ist also kein Abführungsmittel, es reizt nicht die Darmschleimhaut, sondern es wird nur der Darminhalt verflüssigt und vergrößert.

Der strenge Geruch zeigt uns die entgiftende Wirkung.

Bittersalz (im Gegensatz zum Klistier) sollte man in der Regel nur einmal am Tag, generell morgens, einnehmen. (Bei Beginn der Behandlung auch ertsmalig sofort, dann immer morgens).

Es ist zu beachten, wenn man Bittersalz anfänglich täglich eingesetzt hat, dass man es nicht abrupt absetzt, sondern ausschleicht mit immer dünneren Konzentrationen (bis man nur noch heißes Wasser trinkt)

Auf diese Weise normalisiert sich mit der einsetzenden Nahrungsaufnahme das Verdauungssystem. Wichtig ist, auf keinen Fall die Trinkmenge zu reduzieren.

| 4 | Wärm-flasche 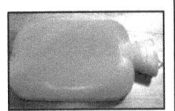 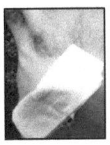 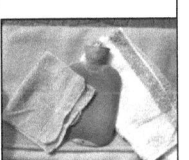 | **Leberwickel**
Infektionen erzeugen Giftstoffe, die vom Körper mit seinen Instrumenten abgewehrt, neutralisiert und ausgeschieden werden müssen.
Die Leber ist bekanntermaßen eines der wichtigsten Entgiftungsorgane, denn alle ins Blut gelangten Giftstoffe fließen mit dem Blut durch die Leber und müssen dort verarbeitet und entgiftet werden. Die Leber wird bei einem Infekt zusätzlich belastet.

Da die Zivilisationsbevölkerung in der heutigen Zeit durch Fastfood, zunehmenden Medikamente-Konsum und Giften aus der Umwelt ohnehin bereits grenzwertig leberbelastet ist, ist der tägliche Leberwickel bei einer Infektion ein Muss.

Zum Leberwickel brauchen wir eine heiße Gummiwärmflasche, ein Gästehandtuch und ein Handtuch.
Das Gästehandtuch (nass) wird zuerst auf den rechten Rippenbogen gelegt, dann die in ein Handtuch eingewickelte Wärmflasche darauf gelegt.
Der Leberwickel ist (auch im gesunden Zustand) eine gute Entgiftungs- und Entspannungsmaßnahme, jeweils eine halbe vor den Mahlzeiten, im Sessel oder auf der Couch, aber auch abends vor der Nachruhe. |

5	Wickel und Packung 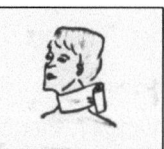	**Halswickel** (kalt, wärmeentziehend, bei akuten Entzündungen und Fieber) Feuchtes Leinentuch um den Hals winden, darüber einen Wollschal wickeln (gleich bei den ersten Anzeichen)
	Allgemein	**Bei allen Wickeln muss geklärt werden, ob er Wärme entziehen oder erzeugen soll.** • Kalte Wickel ziehen bei akut fiebernden Patienten Hitze und Gifte aus dem Körperinneren, nach außen. Die Wickel werden warm und müssen nach wenigen Minuten kalt erneuert werden. • Warme Wickel sind eher bei länger bestehenden (auch chronischen) Prozessen angezeigt, um auch das Schwitzen einzuleiten. • Soll heilendes Schwitzen erreicht werden (auch bei akuten Infekten), dann wird Lindenblütentee getrunken. • Im Zweifel gilt immer: Kälte immer nur auf Wärme setzen. Der Kranke darf den Wickel nicht als unangenehm empfinden.

Wickel und Packung 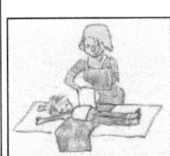	**Brustwickel** (kalt, wärmeentziehend, bei akuten Entzündungen und Fieber, Bronchitis, Lungenentzündung) Wiederholt anwenden, den Wickel erneuern, nicht heiß werden lassen. Senkt das Fieber. Wollenes Tuch unten, darüber nasses Leinentuch, Brustkorb (siehe Bild) einwickeln.
Wickel und Packung 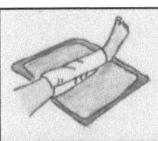	**Wadenwickel** (zuerst kaltes nasses Leinentuch, dann trockenes Handtuch) Ich mache es einfacher: 1/3 eines Handtuch mache ich nass. Mit diesem Teil beginnt der Wickel und mit dem trockenen Teil des Handtuches wird der Wickel beendet. Wadenwickel sind wärmentziehend, sie werden daher warm. Sie müssen erneuert werden (nach einigen Minuten). Das warm gewordene Leinentuch wird unter kaltem Wasser immer wieder abgekühlt. Kalte Wadenwickel sind auch eine gute Einschlafhilfe, weil sie durch die abkühlende Wirkung den Blutkreislauf auf die abgekühlten Waden lenkt. Das kann bei Aufregung und zu viel Gedanken, den „Kopf freier" machen

Wickel und Packung	**Schwitzpackung** (1-2 Std.) 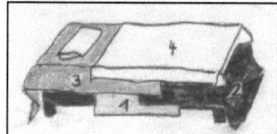	1, 2 = Wolldecken 3 = Handtuch 4 = Leinentuch
	Vor einer Schwitzpackung sollten Darm (Einlauf) und Blase geleert sein. Auch kann eine Schwitzpackung sehr gut an ein Rumpffreibebad anschließen. Leinen-, Handtuch und Wolldecken werden in Reihenfolge zum Einwickeln bereit gelegt und Lindenblütentee getrunken. Nach dem Schwitzen abwaschen (25°).	

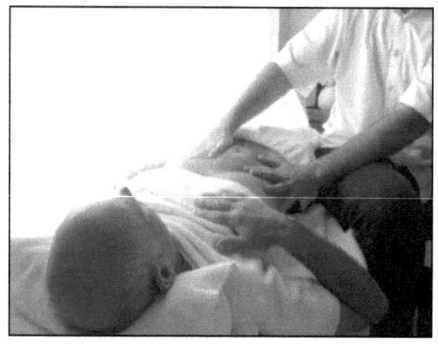

Bauchbehandlung nach Mayr

Siehe Grippebehandlung S. 134

| 6 | Wasser, Wanne, Bürste | **Temperatur-ansteigendes Fußbad**
Sehr teuer, aber ein sehr gut geeignetes Gerät für ein Fußbad, in dem die Wassertemperatur langsam, aber ständig ansteigt, ist das Gerät der Firma Schiele. Es gibt aber auch preiswerte Modelle, die eine ansteigende Temperatur ermöglichen. 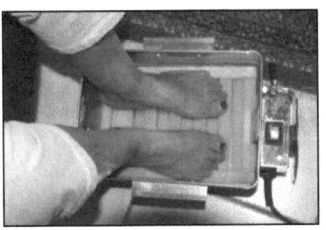
Ein ansteigendes Fußbad von 36 ° bis 41-42° wärmt nicht nur die Füße, sondern es wirkt heilend über die Reflexzonen der Fußsohlen praktisch auf alle Organe und Gewebe des Körpers. Es wird, darüber hinaus, häufig zur Stärkung des Herz- und Blutkreislaufes eingesetzt.

Nebenbei bemerkt: Ich habe mit der Empfehlung dieses Bades, z.B. auch bei Patienten zur Linderung von Knieschmerzen, sehr gute Erfahrungen gemacht.

Bei Infektionen muss der Darm, der Verdauungsapparat insgesamt, schwere Entgiftungsarbeit leisten. Das zeigt sich oft als Fernwirkung durch kalte Füße. Kalte Füße haben immer einen Bezug zum Darm und auch zu den Nieren. Der Nierenmeridian beginnt mit dem Akupunkturpunkt N1 mitten unter der Fußsohle.
Das ansteigende Fußbad, in Verbindung mit einem Einlauf und einem Leberwickel, etwa ein |

	Noch ansteigendes Fußbad	halbe Stunde vor jedem Essen, ist eine super Kombination, die man öfter, auch ohne handfeste Infektion, zur Entgiftung und Vorbeugung von Infektionskrankheiten anwenden sollte. Wer diese wohltuenden Maßnahmen einmal erlebt hat, möchte darauf nicht mehr verzichten. Wichtig ist auch bei den Fußbadgeräten, wie beim Schiele- Bad, dass die Füße auf einem Holzrost stehen und nicht auf den Boden des Gerätes gesetzt werden. Gerade auf die Fußsohlen soll die ansteigende Wassertemperatur wirken. Auch sollten die Füße nur „zehenbedeckt" im Wasser stehen.
6	**Wasser, Wanne, Bürste**	**Ansteigendes Rumpfreibebad** Diese Bäder haben eine sehr gute fiebersenkende Wirkung. Sie verbessern die Durchblutung des Darmes, regen die Funktion der Leber, und besonders die der Nieren an, wirken positiv auf die Atmung (sie befreien Nase von Verstopfungen), stärken Herz und Kreislauf. Das ansteigende Rumpfreibebad (nach Louis Kuhne) soll eine Temperatur zwischen 30° - 22°- 18°, je nach individueller Situation, haben. Natürlich hält ein gesunder Mensch schon die Luft an, wenn er sich mit dem Unterbauch (bis zum Nabel) ins kühle Wasser setzt.

6	noch **Wasser, Wanne, Bürste**	Gerade **bei hohem Fieber** wird das kühle Reibebad benötigt! Dr. Erich Rauch betont: „Ein fiebernder Mensch erkältet sich nicht. Im Gegenteil: Gerade in bedrohlichen Fällen von Grippe, Masern, Lungenentzündung, eitrigen Mandel-und Mittelohrentzündungen hat sich das Rumpffreibebad, etwa drei-bis viermal am Tag, bewährt!" Bei Kindern, und empfindlich reagierenden Personen, kann man daher auch zunächst die Temperatur etwas wärmer machen und dann kühleres Wasser anschließend zulaufen lassen. • Die Badedauer hängt vom Patienten ab: Sie kann nur wenige bis 10 Minuten (durchaus auch bis 15) betragen. • Der Unterleib wird dabei rau gerieben, jedoch nicht geschrubbt. • Nach dem Reibebad ist Bettruhe und Erwärmung angesagt
6	noch **Wasser, Wanne, Bürste**	**Ansteigendes Bürstenhalbbad** bei fröstelnden Personen 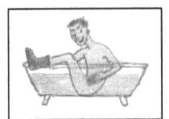 Das ansteigende Bürstenhalbbad unterscheidet sich einmal vom Rumpffreibebad durch die Wassertemperatur (von 37° ansteigend) und zweitens, dass man sich danach kalt abreiben muss! Das Bad kann 1-2mal täglich angewendet werden.

7	Homöopathie	Homöopathische Grippe- und Erkältungsmittel
		Homöopathische Mittel, besonders Einzelmittel, sind nach dem Prinzip der Ähnlichkeitsregel einzusetzen. In der Regel sollte die Auswahl fachmännisch erfolgen. Von den Einzelmitteln sind die sogenannten Komplexmittel zu unterscheiden.
	Grippe Einzelmittel	- Akut: Aconitum D6, stündlich eine Gabe, Belladonna D6 (nach Aconitum), Ferrum phosphoricum stündlich (Biochemie)
		- Kalium phosphoricum D6 (Biochemie) bei hohem Fieber, 10 Tabletten in warmem Wasser auflösen, schluckweise. Besonders bei Kindern zu empfehlen.
	Komplexmittel Grippe, fieberhafte Infekte, Erkältungskrankheiten	- Metavirulent, (Zusammensetzung: Acidum lacticum, (homöopathisch) Dil. D15, Aconitum napellus (homöopathisch) Dil. D4, Ferrum phosphoricum (HAB) Dil. D8, Gelsemium sempervirens Dil. D4, Gentiana lutea (homöopathisch) Urtinct., Influenzinum Nos. Dil. D30, Luffa operculata (homöopathisch) Dil. D12, Veratrum album Dil. D4) - **Gripp-Heel** (Aconitum napellus Trit. D4 120 mg, Bryonia Trit. D4 60 mg, Lachesis Trit. D12 60 mg, Eupatorium perfoliatum Trit. D3 30 mg, Phosphorus Trit. D5 30 mg.)
		- Anas barbaria D15 (Nosode aus Herz und Leber der Wildente) - Eupatorium D15
	Prophylaxe	Spenglersan G, in die Ellenbeuge einreiben oder einsprühen. Gut geeignet für Kinder.

Grippe (Influenza)

> Die **Influenza**, auch „**echte**" **Grippe** oder **Virusgrippe** genannt, ist eine durch Viren aus den Gattungen Influenzavirus A oder B (C), ausgelöste Infektionskrankheit bei Menschen. Alltagssprachlich wird die Bezeichnung *Grippe* häufig auch für grippale Infekte verwendet, bei denen es sich um verschiedene andere, in der Regel deutlich harmloser verlaufende Virusinfektionen handelt.
>
> Quelle: Wikipedia

Auf

- die Veränderungen der Influenza- Viren, Antigenshift
- die auf diese Weise immer wieder aufs neue entstehenden Grippewellen und Grippe- Pandemien
- rezeptfreie und rezeptpflichtige chemische Grippe-Mittel, Grippe-Impfungen
- die Frage zu alternativen Mitteln gegen Grippewellen und Epidemien

bin ich bereits eingegangen.

Jeder hat sich bestimmt schon einmal ein echte Grippe oder einen grippalen Infekt zugezogen. Die typischen Symptome sind Fieber 38-41°, Kopf- Glieder- und Muskelschmerzen, Husten, Schnupfen, Halsschmerzen.

Die Muskelschmerzen kommen relativ häufig vor, die sich gelegentlich in den Beinen zu einer sehr druckempfindlichen Muskelentzündung (Myositis) entwickeln können, so dass selbst das Gewicht der Bettdecke unerträglich zu sein scheint.

Ich habe bereits betont, dass keine wirksamen chemischen Grippemittel und Impfungen existieren. In der schulmedizinischen Literatur (hier Harrisons Innere Medizin) wird bei unkomplizierten Influenzaerkrankungen geschrieben, „dass eine symptomatische Therapie mit Paracetamol gegen Kopfschmerzen, Myalgie und Fieber erwogen werden kann, wobei Salizylate bei Kindern unter 18 Jahren wegen ... des Reye-Syndrom nicht verabreicht werden sollten".

Eine solche symptomatische Behandlung ist gegen das Immunsystem gerichtet, ist in der Regel überflüssig, zumal mit dem hier beschriebenen Selbst-Hilfe-Programm eine bewährte Alternative vorliegt, die echte Heilungen ermöglicht.

Hinweise, wie von Harrison auf das Reye Syndrom, findet man nicht oft. In den Arztpraxen werden Schmerzmittel verschrieben. Was sollen Ärzte auch anders machen?

Die Patienten verlangen eine schnelle „Heilung", eine Linderung der unangenehmen Begleiterscheinungen, die man für Krankheit hält. Sie wissen nichts von eigenen körperlichen Instrumenten, die imstande sind, sich mit einer körperlichen Infektions- und Giftlage auseinander zu setzen.
Selbsthilfe, so wie sie früher mit vielen Hausmitteln praktiziert wurde, ist vergessen und verpönt. Man folgt willig der massiven Werbung, die verspricht, dass mit Pillen (wie Boxagrippal) und Schmerzmitteln die „körperliche Wohlfahrt" am besten und am schnellsten wieder herzustellen ist.

Dass mit einer solchen weit verbreiteten Haltung weite Bevölkerungskreise den Weg ins chronische Siechtum antreten, wird kaum jemandem bewusst. Denn das chronische Siechtum stellt sich ja nicht erst im Alter ein, sondern es ist ein schleichender Prozess, der bereits in den ersten Jahrzehnten unseres Lebens beginnt, wie ich es in meinem Buch beschrieben habe. (Gerhard Bruns, „Wie stärke ich mein Immunstem? Oder leiden auf Rezept?- Was kann ich selber tun?")

Wenn man krank ist, ist natürlich der Wunsch verständlich, schnell von den lästigen Symptomen der Krankheit befreit zu werden. Wen interessiert es in einer solchen Situation, ob z.B. aktuell eingenommene Schmerzmittel später einen Langfristschaden verursachen können? Das wird einen akut erkrankten und leidenden Menschen kaum interessieren, zumal er die Alternative nicht kennt, nämlich das Selbst-Hilfe-Programm!

Ich werde jedoch auch die Leser oder Zuhörer, die noch nicht, im gesunden Zustand, einige Maßnahmen des Selbst-Hilfe-Programms ausprobiert haben, kaum von ihrer Wirkung überzeugen können. Versuchen Sie es! Diese Maßnahmen schaden niemandem. - Warum?

1. Es gibt keinen Menschen im sogenannten „gesunden Zustand" oder „kranken Zustand". Der Organismus reguliert und entgiftet ständig. Nur wenn dieser Vorgang heftig ist und wir ihn unangenehm merken, nennen wir es Krankheit
2. Jeder Mensch hat einen Zwischenzellraum, den der Körper benutzt, um Gifte und andere unbrauchbare Stoffe dort auf Halde zu deponieren. Diese „Müllhalde" wird mit der Zeit immer voller.
3. Maßnahmen des Selbst-Hilfe-Programms alle vier Wochen durchzuführen, leert die Müllhalde und vermittelt eine Erleichterung, die man nicht für möglich hält.

Wer also in „gesunden" Zeiten mit dem Selbsthilfeprogramm gelegentlich übt, wird im Krankheitsfalle wissen, wie es funktioniert, wie es einem gut tut, wie es erleichtert.

Hiervon abgesehen, stärkt das Selbsthilfeprogramm das Immunsystem, es ist das beste Vorsorgeprogramm gegen Infektionsanfälligkeit und gegen durch Medikamente verursachtes chronisches Siechtum!

Die größte zu überwindende Schwelle im Programm ist für die meisten Menschen das Klistier. Es ist ausführlich bei den Glorreichen Sieben beschrieben.

Ohne Klistier geht gar nichts! Punkt! Wer glaubt, er könne sich aus den Glorreichen Sieben nur die „angenehmen" Sachen herauspicken, um das Einführen eines Wasserschlauches in den After zu vermeiden, der wird nicht den Erfolg haben, den er haben könnte.

Das Klistier steht an erster Stelle und ist ein Muss! Es ist für viele Menschen aber die größte Hürde im Selbst-Hilfe-Programm. Dabei ist seine Nutzung die leichteste Übung, die man sich überhaupt vorstellen kann. Details sind bei den „Glorreichen Sieben" beschrieben.

Fallbeispiel „Grippebehandlung nach dem Selbsthilfeprogramm"

In diesem Kapitel beschreibe ich, wie meine Frau und ich eine Virusgrippe in einem engen Reisemobil auf einem Campingplatz in Spanien naturheilkundlich heilten. Meine Frau hatte auf einem

Rückflug aus Deutschland die Virusgrippe mitgebracht und mich nach drei Tagen angesteckt.

Patient A

Datum	Zeit	Zustand / Maßnahme	C°
25.02.15	16:00	Rückflug: Bremen- Alicante, „gesund", gut gelaunt. Flugzeug voller hustender und niesender Menschen	o.B.
26.02.15	06:45	Fester Husten, kein Auswurf	38,7°
	07:30	Bittersalz	
	08:00		38,2°
	09:15	Bittersalz wirkt, 2mal abgeführt	
	09:45	Patientin hat kaum getrunken, keinen Hunger	38,7°
	11:15	Patientin fühlt sich sehr krank und schlapp, Kopf-, Gliederschmerzen, Einlauf, heißes Wasser schluckweise unverändert „schlecht"	39,0°
	13:00	unverändert „schlecht"	39,2°
	13:30	Einlauf	39,0°
	14:30		38,8°
	15:30	Vorbereitung für die Nacht, Dusche, Einlauf	39,1°
	17:30	müde, erschöpft, schläfrig	38,8°
	18:30		
27.02.15	08:00	Patientin fühlt sich zu schlapp, um aufzustehen und einen Einlauf zu machen. Will nur liegen. Patientin lehnt Aufstehen für Einlauf, Waschen usw. ab.	38,7°
	20:30	Ehemann führt eine Bauchbehandlung nach Dr. Mayr durch. Die Bauchbehandlung wird als „erleichternd" empfunden, beruhigt.	39,3°
28.02.15	06:30	Patientin schwach. Ehemann droht Krankenhaus-Einweisung an. Bittersalz, Einlauf seien dringend notwendig, da das Fieber wieder ansteigen könnte.	38,3°
	07:00	Bittersalz, Einlauf	
	09:30		38,0°
	10:00		37,9°
	10:45	noch geschwächt	37,4°
	14:30	keine Gliederschmerzen mehr	38,1°
	15:30	1 Thymorell s.c. 40 mg Glandulae thymi bovis Dil. D8	38,1°
	17:15	keine Gliederschmerzen mehr	38,0°

Im Reisebus, (Bett auf halbe Höhe) ist es sehr beengt, um alle Maßnahmen des Selbst-Hilfe-Programms im notwenigen Umfang durchführen zu können.

Kritisch wurde es für meine Frau, nach meiner Einschätzung am 27.2.15. Sie war sehr geschwächt und lehnte alle Maßnahmen ab, das Fieber erreichte abends 39,3 °. Mir fiel fein, es mit einer Bauchbehandlung nach Dr. Mayr zu versuchen. Das war die Idee! Meine Frau beruhigte sich und schlief ein. Am nächsten Morgen war das Fieber auf 38,3 °gesunken, ich konnte meine Frau zu Bittersalz und Einlauf überreden. Der Wendepunkt war erreicht, das Fieber sank im Laufe des Tages und die Gliederschmerzen verschwanden auch.

Die Bauchbehandlung gehört bei uns nun zum Repertoire, zumal sie eine nicht zu glaubende Wirkung auf die Sauerstoffversorgung der Lunge hat. Ich hatte mal einer Bekannten geraten, ihrem Mann, der auf einer Intensivstation mit Sauerstoffanschluss lag, es mit einer Bauchbehandlung (die ich ihr in einer einfachen Variante erläutert hatte) zu versuchen, um ihm zusätzliche Erleichterungen zu verschaffen. Die Frau berichtete, dass das Messgerät eine deutliche Steigerung der Sauerstoffaufnahme anzeigte.

Datum	Zeit	Zustand / Maßnahme	C °
01.03.15	07:30	Bittersalz	37,3 °
	15:00		37,1 °
	18:15		37,7 °
02.03.15	08:00		37,1 °
	14:15		37,4 °
03.03.15	08:00	Es wurden 6 Hemden in der Nacht durchgeschwitzt!	37, 0
	11.45		36,9 °
	15:30	Temperatur unter 37 °	37,2 °
04.03.15	15:30		37,2 °
	16:30		37,0 °
05.03.15	17:00		37,1 °
06.03.15	09:00		36,3 °
	16:30		37,1 °
07.03.16	21:10	Körpertemperatur erstmalig am ganz Tag normal	36,7

Mir war natürlich klar, dass mich als pflegender Ehemann wegen der beengten Verhältnisse im Reisemobil die Grippe alsbald auch erwischen wird.

So war es in der Tat. Nach drei Tagen, in der Nacht vom 28.2.2015 auf den 1.3.15 stellten sich die Symptome ein. Meine Körpertemperatur stieg: auf 38,1 °, dann 38,3 °. Noch während der Nacht ging ich dreimal ins Sanitärhaus, machte jeweils einen Einlauf und nahm eine heiß-kalte Wechseldusche. Zusätzlich bürstete ich den ganzen Körper.

Am nächsten Tag lag die Temperatur bei 38, 1 °. Ich nahm Bittersalz. Die Temperatur stieg während des Tages langsam weiter an, wie in der nachfolgenden Tabelle aufgeführt, bis auf 39, 1 ° um 17:50 Uhr.

Patient B

Datum	Zeit	Zustand / Maßnahme	C °
01.03.15	01:30	Einlauf, Wechseldusche	38,1 °
	02:30	Einlauf, Wechseldusche	
	04:30	Einlauf, Wechseldusche	38,3 °
	08:30	Bittersalz	38,1 °
	12:00		38,4 °
	14:40	Muskel- Gliederschmerzen	38,6 °
	17:45	Wadenwickel, Bauchwickel	39,1 °
	18:30		38,3 °
02.03.15	06:00	Bittersalz, Einlauf	37,9 °
	14:15		37,4 °
	18:00	Einlauf	37,8 °
	21:45		37,0 °
03.03.15	06:00	Einlauf, Basenpulver	37,3 °
	11.30	Glieder- Muskelschmerzen verschwinden	36,7 °
	15:30		36,6 °
	19:00	Gemüsebrühe, Basenpulver	
	22:15	Ausscheidung Nase, danach freier, Husten- Auswurf, Halskratzen gebessert	

Dies war mich der Zeitpunkt einzuschreiten, zumal ich auch meine Frau weiter versorgen musste. Ihre Temperatur hatte sich zwar inzwischen auf fast 37 °abgesenkt, aber sie fühlte sich noch sehr schlapp. An ein Aufstehen war bei ihr nicht zu denken.

Es war physiologisch richtig, dass sie im Bett blieb: Es bestand noch eine „erhöhte Körpertemperatur", die ein Zeichen war, dass die Entgiftungsarbeit des Organismus immer noch voll im Gange war.

Der Körper brauchte das Fieber, um die durch die Infektion entstandenen Gifte zu „verbrennen" und ausscheidungsfähig zu machen. Erst wenn dieser Zustand erreicht ist, kann der Körper ausscheiden. Meine Frau schwitzte in der Nacht sechs Nachthemden durch. Am nächsten Tag sank erstmalig die Temperatur unter 37 °.

Drei Tage hat das Fieber ungestört seine Aufgabe wahrnehmen können. Es wurde nicht durch chemische Medikamente unterdrückt. Das Fieber konnte so richtig aufräumen. Aufräumen? – Ja, richtig aufräumen!

Stellen wir uns vor, was passiert, wenn eines Tages Sperrmüll kostenlos abgefahren wird. Es ist klar, dass jedermann noch etwas dazustellen wird: Es ist die Gelegenheit, jeden erdenklichen Müll loszuwerden.

Genauso reagiert unser Organismus: Endlich mal wieder Fieber! Endlich Gelegenheit, nicht nur die Grippeviren unschädlich zu machen, sondern auch andere, im Körper abgelagerte, angestaute Gifte, nun endlich ausscheidungsfähig zu machen.

Ich erinnere, was sagt Heinrich Reckeweg in seiner Homotoxinlehre: Krankheit ist ein zweckmäßiger Vorgang Gifte, abzuwehren, zu neutralisieren, auszuscheiden oder abzulagern.

Das Immunsystem nutzt das Fieber als Gelegenheit, nun auch die im Körper abgelagerten, sonstigen Gifte ausscheidungsfähig zu machen. Diesen Reinigungsprozess kann und darf man nicht abstoppen!

Wenn man diesen notwendigen, körperlichen Prozess abstoppt, mit Chemie unterdrückt, dann schädigen wir unser Immunsystem und leiten selbst, wenn wir das bei jedem Infekt so machen, den Weg in ein chronisches Siechtum ein.

Dr. Mutter titelt: Gesund oder chronisch krank! Er beschreibt Gift- und Schadstoffbelastungen (z.B. Schmermetalle), aufgrund eingehender wissenschaftlicher Untersuchungen. Diese Giftablagerungen stellen chronische Belastungen im Körper dar, die nur sehr schwer ausgeschieden werden können.

Es kann nun sein, dass durch ein Grippefieber diese Schmermetall-Depots einschmelzen, sich zerlegen, abbaubar und ausscheidungsfähig werden.

Wenn aber in diesem Augenblick das Fieber unnatürlich gestoppt wird, kommt es zu einem Anstieg von halb aufgelösten Giftstoffen. Diese Giftstoffe haben sich dann bereits, aufgrund des Fieberangriffes, zu einem anders strukturierten Fremdstoff verändert. Solche Stoffe nennt man „reaktive Metaboliten.

Häufige Infektionen

Bronchitis

> Als **akute Bronchitis** wird eine neu entstandene Entzündung der größeren verzweigten Atemwege – der Bronchien – mit Husten, Schleimproduktion, Fieber sowie weiteren Allgemeinsymptomen bezeichnet. Wenn – wie es häufig der Fall ist – zusätzlich die Luftröhre betroffen ist, spricht man von einer akuten Tracheobronchitis.
>
> Quelle: Wikipedia

Die akute Bronchitis tritt oft als Begleiterscheinung von (systemischen) Infektionen auf, die sich z.B. bei Grippe und Masern im ganzen Körper ausgebreitet haben.

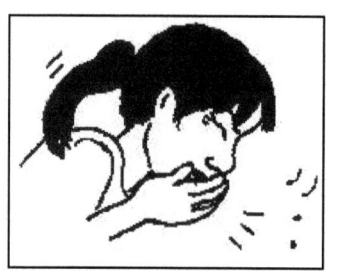

Sie kann weiterhin direkt durch Bakterien, Viren, Pilze, Umweltstoffe, Gase, Fremdkörper u.a. verursacht werden.

Man startet das Selbsthilfe-Programm! Sofort! Bei den ersten Anzeichen.

Von den „Glorreichen Sieben" schlage ich vor, auch bei leichteren Fällen, folgende Maßnahmen durchzuführen:

1. fasten oder „mayrn"
2. heißes Wasser, schluckweise trinken
3. Klistier
4. Bittersalz
5. Leberwickel (Beschreibung siehe Kapitel „Glorreichen Sieben"
6. ansteigendes Fußbad

Es ist unbedingt auf das Symptom „kalte Füße" zu achten, denn eine Bronchitis wird häufig von kalten Füßen begleitet. Daher sollte man bei ständig kalten Füßen, im akuten als auch im chronischen Fall, eine grundlegende Darmsanierung in Angriff nehmen, entweder nach Dr. F.X. Mayr oder nach dem von mir entwickelten Selbsthilfeprogram: „Wie stärke ich mein Immunsystem?"

Homöopathische und pflanzliche Mittel sind hier zunächst nicht notwendig, eher nachteilig, besonders in leichten Fällen, da dies dazu verleitet, nichts selber zu tun, sondern nur „Pillen zu schlucken."

Das wäre schulmedizinisches Denken: „Welches Anti – Mittel hast Du gegen Bronchitis?" (Ausnahme siehe unten)

In leichten Fällen, und bei einem ansonsten normalen Gesundheitszustand sind normaler Weise überhaupt keine Maßnahmen und Medikamente erforderlich.

Wie im Kapitel „Natürlicher Verlauf einer Krankheit" beschrieben, besitzt ein Mensch im Allgemeinen alle Heilungsinstrumente, um akute Krankheiten allein, selbstständig und nachhaltig zu heilen.

Dennoch empfehle ich aus Erfahrung, einzelne Maßnahmen aus dem Selbsthilfe Programm immer durchzuführen.

Diese Maßnahmen
- leiten endogene und exogene Gifte schneller aus,
- reinigen zugleich den Organismus von Altgiften,

- ersparen dem Organismus Energie und beschleunigen damit den körpereigenen Heilungsprozess.

Zum Schluss empfehle ich Spenglersan G, das auf die Brust und die Armbeuge gesprüht und /oder gerieben wird.

Lungenentzündung (Pneumonien)

> Bei der **Lungenentzündung** oder **Pneumonie** handelt es sich um eine akute oder chronische Entzündung des Lungengewebes. Sie wird meist durch eine Infektion mit Bakterien, Viren oder Pilzen verursacht, selten auch toxisch durch Inhalation giftiger Stoffe oder immunologische Vorgänge.
> Quelle: Wikipedia

Eine akute Lungenentzündung bewirkt Atemnot, Fieber, Husten, Schleim und Kreislaufprobleme.

Unabhängig von der Frage, welcher von den möglichen Erregern wie:

- Viren
- Bakterien
- Pilzen
- Parasiten
- Fremdstoffe

eine Lungenentzündung verursacht, kann auch hier mit den Sofortmaßnahmen der Glorreichen Sieben begonnen werden. Für eine Fiebersenkung sollten ab 39° verstärkt kalte Wickel (nicht nur Waden- sondern auch Brustwickel) angewendet und häufige

Einläufe gemacht werden.

Wirkungsvoller, jedoch aufwendiger und anstrengender für den Patienten, ist das Rumpfreibebad nach Kühne.

Bei Lungenentzündungen wird meistens ein Arzt für Naturheilverfahren oder ein Schulmediziner konsultiert um festzustellen, ob es sich hier um bakterielle Lungenentzündung handelt, die möglicherweise mit Antibiotika behandelt werden kann und behandelt werden sollte.

Das muss im Einzelfall entschieden werden. Unabhängig von dieser Frage, können alle Maßnahmen des Selbsthilfeprogramms mit gesundem Menschenverstand, bei geschulter Aufmerksamkeit, auf jeden Fall durchgeführt werden.

Unaufmerksam wäre zum Beispiel, bei einem kalten Wadenwickel zu vergessen, dass der kalte Wadenwickel dem Körper ja Hitze entzieht und dadurch sehr warm wird. Er muss also nach wenigen Minuten entfernt, und durch einen neuen kalten Wickel ersetzt werden.

Andernfalls wird der Wadenwickel zu einem Hitze erzeugenden Wickel, was bei Fieber über 39 ° nicht der Sinn der Sache ist.

Mittelohrentzündung

> Als **Mittelohrentzündung** (*Otitis media*) werden Krankheitsbilder bezeichnet, die durch eine Entzündung des Mittelohrs gekennzeichnet sind. Nach dem Krankheitsverlauf unterscheidet man:

> - Akute Mittelohrentzündung
> - Chronische Mittelohrentzündung
>   - Chronische Schleimhauteiterung
>   - Cholesteatom (Chronische Knocheneiterung)
> - Auch der **Paukenerguss** infolge eines akuten oder chronischen Tubenkatarrhs wird zu den Mittelohrentzündungen gerechnet
>
> Quelle: Wikipedia

Dr. Erich Rauch (1922-2003, Mayr-Arzt) betont in seinen Büchern, dass natürliche Behandlungsmethoden einen Zeitgewinn haben, weil mit ihnen unabhängig von der Diagnose sofort begonnen werden kann.

Dies kann ich nur immer wieder bestätigen. Besonders wichtig ist bei allen Infekten und auch bei vielen anderen Erkrankungen der frühzeitige Einsatz der Ausleitungs- und Entgiftungsmaßnahmen.

Je früher man die ersten Anzeichen erkennt und mit den Ausleitungsmaßnahmen beginnt, um so unwahrscheinlicher ist es, dass ein Infekt zum „Kochen kommt". Das heißt, dass die Weiterentwicklung des Infektes bereits bei den ersten Anzeichen ausgebremst wird.

So gesehen ist eine „örtliche Mittelohrentzündung" eben nicht eine örtliche, sondern immer eine Allgemeinerkrankung des Organismus.

Warum das tatsächlich so ist, möchte ich an einem Beratungsbeispiel deutlich machen:

Fall Mittelohrentzündung
Mich ein Arbeitskollege verzweifelt an, was er mit der Mittelohrentzündung seines Sohnes noch unternehmen könne. Er wäre mit

dem Kind zum wiederholten Male in der Uniklinik Mainz gewesen, und trotz langer und wiederholter Antibiotikabehandlung würde die Entzündung nicht abheilen. Der Junge hatte einen Trommelfellschnitt mit einem eingesetzten Röhrchen erhalten, und trotzdem wollte sich keine Ausheilung einstellen.

Mir war klar, dass hier die dem Kind zugefügten Gifte größer gewesen sein mussten, als seine Giftausscheidungsorgane im Augenblick verarbeiten konnten.

Gerade hatte ich mich zu diesem Zeitpunkt, Anfang der 80er Jahre, mit der Homotoxinlehre von Dr. Hans-Heinrich Reckeweg beschäftigt. Insbesondere interessierte mich seine kleine Broschüre „Schweinefleisch und Gesundheit".

> Reckeweg beschreibt, wie er in der Nachkriegszeit (1948, als Schweinfleisch, Schinken und Speck in großen Mengen verfügbar war) in seiner Praxis beobachtete, dass Krankheiten wie auch Entzündungen (Blinddarm, Gallenblase); Hauteiterungen, Furunkulosen, Abszesse u.a. wieder auf der Tagesordnung waren.
> Reckeweg berichtet dann, dass seine Homotoxikologie eine Erklärung ermöglicht, warum Schweinefleisch für den Menschen giftig ist (Sutoxine) und praktisch nur über eine Entzündung dann ausgeschieden wird, wenn „das Maß" voll ist.
> Quelle: Aurelia Verlag: Schweinefleisch und Gesundheit 1977

Inwieweit Reckewegs Aussagen heutigen Forschungen standhalten, kann ich nicht beurteilen. Ich kann hier nur aufgrund meiner eigenen therapeutischen Erfahrungen berichten, dass bei bestimmten Erkrankungen, unbedingt eine Schweinefleischkarenz einzuhalten ist.

Deshalb fragte ich den Kollegen nach seinem Verzehr von Schweinfleisch und traf ins „Schwarze": Die Gefriertruhe war voll damit.

Meine Botschaft: „Absolut kein Schweinfleisch mehr!" kam an. Darüber hinaus empfahl ich eine rein vegetarische Kost. Das Kind erholte sich in kurzer Zeit, die Selbstheilungskräfte gewannen die Oberhand, die körperliche Ausscheidungsrate kam endlich wirkungsvoll zur Geltung, weil das Prinzip: **„Vor allem nicht schaden"** erkannt und nun **strikt!** eingehalten wurde.

„Strikt" bei Schweinefleisch, heißt in diesem Fall auch zu wissen, dass den meisten Wurstsorten Schweinefleisch zugefügt wird.

Wenn ich Patienten den Rat gebe, absolut kein Schweinefleisch, bei Bluthochdruck absolut kein tierisches Eiweiß (siehe mein Büchlein: Bluthochdruck- Therapie ohne Nebenwirkungen) zu essen, wird mir oft geantwortet, dass man „gar nicht viel davon esse".

Dann habe ich alle Mühe klar zu machen, dass sie nicht nur streng auf Schweinefleisch verzichten sollten, sondern auch wissen müssen, dass nach einer langen Schweinefleisch-Karenz, bereits kleinste Mengen davon eine gesteigerte körperliche Abwehr mit Juckreiz, Entzündungen, Schmerzen, rheumatischen Erkrankungen usw. in Gang setzen.

Gegen Mittelohrenzündungen hilft bereits zum größten Teil „vor allem nicht schaden", und sofort mit dem Selbsthilfe- Programm zu beginnen. Klar ist, oder klar sollte sein, dass Krankheit auszuhungern ist. Ich empfehle, zu der Zeit sich mit Gemüsebrühe oder Gemüsesuppe zu ernähren, und täglich schluckweise heißes Wasser zu trinken. Die „Glorreichen Sieben" komplettieren die Maßnahmen.

Bewährt haben sich Zwiebelwickel, als eine örtliche Maßnahme.

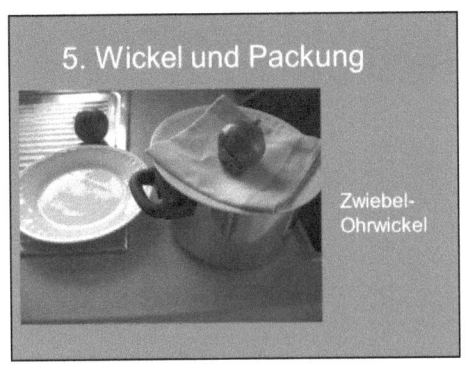

Die Zwiebeln werden geschnitten, in ein Tuch gelegt und erwärmt (über Wasserdampf) und aufs Ohr gelegt.

Man sollte immer daran denken, dass auch eine Mittelohrentzündung als eine Allgemeinerkrankung aufzufassen ist!

Eine Entzündung ist ein körperliches Instrument Gifte auszuscheiden, ebenso wie das Fieber. Wer dieses Verständnis von Krankheit verinnerlicht hat, dass nämlich Krankheit, besonders im akuten Bereich, einen Giftausscheidungsprozess darstellt, der wird auch schnell die richtigen Maßnahmen ergreifen.

Um eine Heilung homöopathisch zu unterstützen kommen, je nach passendem Arzneimittelbild zu dem Krankheitsbild, verschiedene Mittel in Betracht, wie z.B. Viburcol - Zäpfchen bei Unruhe und Schmerzen, Acotinum-Homaccord, Belladonna-Homaccord, Mercurius-Heel (bei eitriger Mittelohrentzündung). Diese Mittel und weitere Homöopathika sind meistens nicht im Haus und stehen daher für mich nicht an erster Stelle zur Behandlung von Infektionskrankheiten.

Noch einmal: An erster Stelle stehen die „Glorreichen Sieben" und an zweiter Stelle ebenfalls!

Nur mit homöopathischen Mitteln zu arbeiten, wird für einen Laien nicht den gewünschten schnellen Erfolg bringen, wie das hier empfohlene und vielfach bewährte Selbsthilfeprogramm! Der einzige Nachteil: Man muss sich Zeit dafür nehmen! Für sich selbst oder für den zu behandelnden Menschen. Bei Kindern müssen die Eltern bei einem Infekt mit hohem Fieber schon mal zwei Tage und auch Nächte „dranbleiben", mit kühlenden Wickeln, Einläufen, Rumpfreibebädern usw.

Dazu haben wir keine Zeit? – Dann sollten wir das Selbsthilfe-Programm vergessen und uns in die Schlange wartender Kranker in überfüllten Wartezimmern einreihen, uns chemische Medikamente zur Unterdrückung von Fieber, Ausschlag, Durchfall usw. verschreiben lassen.

Leider wird der Erfolg jedoch nur ein scheinbarer sein, denn man wird auf diese Weise zum Dauerpatienten, der Organismus wird immer wieder versuchen, sich der Reste von abgetöteten Viren und Bakterien durch seine Instrumente (Entzündung, Fieber und Ausschlag) zu entledigen. Eine dauernde Unterdrückung dieser Selbstheilungskräfte führt ins chronische Siechtum, so wie es Reckeweg in seiner Homotoxinlehre trefflich beschrieben hat.

Hals-Rachen- und Mandelentzündungen (Pharyngitis, Angina tonsillaris, Rachenangina, Tonsillitis)

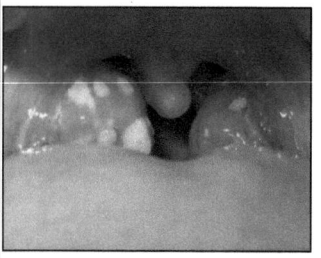

Als **Tonsillitis** oder **Mandelentzündung** bezeichnet man eine schmerzhafte Entzündung der Tonsillen. Die Erkrankung ist ansteckend und kann durch Tröpfcheninfektion übertragen werden. Eine akute Streptokokken-Tonsillitis ist 24 Stunden nach Beginn der Antibiotikatherapie nicht mehr ansteckend. Die Inkubationszeit beträgt ein bis drei Tage. Die Tonsillitis gehört in den allgemein-medizinischen Praxen zu den 20 am häufigsten auftretenden Beratungsfällen.

Quelle: Wikipedia, Lakunäre Angina

Bei der leichten Form einer Mandelentzündung, sind die Mandeln gerötet und leicht geschwollen. Im weiteren Verlauf treten Schluckbeschwerden auf, die für mich bereits spätestens das Signal sind, sofort zwei Einläufe zu machen. Das praktische Klistiergerät (www.reprop.de) habe ich auf Reisen immer dabei.

Kindern sollte man regelmäßig in Hals und Rachen gucken, um auf folgende Punkte achten zu können:

- Sind die Mandeln vergrößert, gerötet, sind gar schon Eiterstippen zu sehen?
- Steht das Zäpfchen gerade oder bereits schräg (seitlich verschoben, wie hier im Bild)?
- Ist die Zunge belegt? Bei vielen Infektionen zeigt sich im hinteren Bereich ein weißlicher Belag, der auf eine Belastung des Darmes hinweist. „Die Zunge ist der Spiegel des Blutes" (ein Sprichwort mit großem Wahrheitsgehalt!)
- Ist Fieber vorhanden? (Diese Frage soll, wie bereits erwähnt, nicht dazu verleiten, im gegebenen Fall sofort mit Fieberzäpfchen dem Problem zu Leibe zu rücken. Fieber ist nicht das Problem, denn Fieber ist ein wichtiges körperliches Instrument. Erst ab 39° beobachten wir, ob wir mit den Maßnahmen des Selbsthilfe-Programms ein weiteres Ansteigen des Fiebers verhindern wollen. In schwereren Fällen kann das schon mal 2 bis 3 Tage dauern.)

Schwere Fälle entstehen heutzutage dadurch, dass
1. man sich falsch ernährt, sich praktisch „vollmüllt"
2. man die ersten Anzeichen, die Vorboten eines Infektes nicht erkennt
3. man die ersten Anzeichen und Vorboten nicht ernst nimmt

4. man einfach zu lange mit den heilenden Maßnahmen wartet, sei es aus Zeitmangel oder anderen Gründen wie z.B. aus Angst um den Arbeitsplatz
5. man letztlich auf den Arzt mit einem schnell „heilenden" Antibiotika-Rezept vertraut

Zur Zeit meiner Kindheit gab es noch keine Antibiotika. Mandelentzündungen hatten wir Kinder häufig in der Nachkriegszeit, zumal wir auf dem Lande zunehmend reichlich mit Schweinefleisch versorgt worden waren. Unsere damaligen Mandelentzündungen waren schon heftig. Klar war jedoch allen, dass eine solch infektiöse Erkrankung seine Zeit zur Heilung braucht. Mindestens eine Woche!

Heute können wir, Eltern und ihre Kinder, durch Früherkennung und frühzeitigen Einsatz des Selbsthilfe-Programms, die Verschlimmerung einer Mandelentzündung zur Entzündung mit eitrigen Prozessen, verhindern.

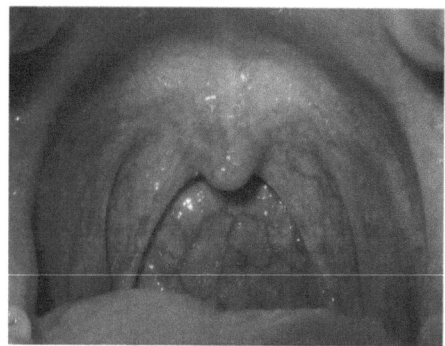

Zu eitrigen Prozessen, die unbehandelt Nieren und Herz schädigen und zu rheumatischen Erkrankungen führen können, muss es heute nicht mehr kommen. Das ist auch ohne Antibiotika möglich!

Quelle: „Pharyngitis". Lizenziert unter CC BY-SA 2.5 über Wikimedia Commons https://commons.wikimedia.org/wki/File:Pharyngitis.jpg#/media/File:Pharyngitis.jpg

Es ist immer dann erfolgreich, wenn man in der Lage ist, die ersten Anzeichen einer Infektion zu erkennen, den Blick dafür geschult hat und auf die Idee kommt, sofort mit dem Selbsthilfeprogramm zu starten. Das erspart allen Beteiligten sehr viel Stress, „Arztlauferei", längere Krankenpflege und vor allem Antibiotika, die wahrlich keine Bonbons sind.

Meist genügen im frühen Stadium schon ein paar Einläufe, viel heißes Wasser schluckweise zu trinken und ausschließlich die Gemüsesuppe zu löffeln, wenn denn überhaupt Hunger aufkommt.

Ansonsten ist „hungern" angesagt. Für mich sind Süßigkeiten aller Art (inclusive Kuchen und sonstige „Seelentröster") („Ach die Armen, es sind doch Kinder…") absoluter Unfug! Man kann die Seelentröster auch „Körperverletzer" bezeichnen

Die Mandeln gehören zum lymphatischen System, sie sind eine besondere Art von Lymphknoten. Deswegen können auch die Lymphknoten im Halsbereich betroffen und angeschwollen sein.

Alle diese Symptome weisen darauf hin, dass der gesamte Organismus im Augenblick in einer Alarmphase ist und Schwerstarbeit leistet, um sich einer verstärkten inneren Gift-Lage zu erwehren und sich ihrer zu entledigen.

Wir müssen daher den Körper in diesem Zustand schonen, damit möglichst Energie eingespart wird. Mit dieser frei gewordenen Energie kann unser Körper dann verstärkt Entgiftungsarbeit leisten.

Wir sparen dem Körper durch folgende Maßnahmen Energie ein:

- Vermeiden körperlicher Anstrengungen
- Entlasten des Verdauungsapparates durch Bittersalz trinken (salinische Darmberieselung)
- Häufiges Trinken warmheißen Wassers in kleinen Schlucken. Das entkrampft, reinigt und scheidet viele Giftstoffe aus. Das Wasser sollte keine Mineralien und Kohlensäure enthalten, also ungesättigt sein, um möglichst viele Giftstoffe aufnehmen zu können
- 30maliges Kauen und Einspeicheln eines jeden Bissens (wenn überhaupt etwas gegessen wird)

Die Energie, die der Verdauungsapparat für die Zerlegung und Aufschlüsselung der Nahrung und für die Ausscheidung nicht verwertbarer Stoffe benötigt ist beträchtlich.

Schnupfen (Rhinitis)

Bei der **akuten Rhinitis** – dem **gewöhnlichen Schnupfen** – handelt es sich in der Regel um einen harmlosen Infekt und damit um eine „infektiöse Rhinitis", die durch eine Vielzahl von Viren – vor allem Rhinoviren (eine Gattung des Picornavirus) und Adenoviren – ausgelöst werden kann. Hauptmerkmal ist eine laufende Nase und die Verstopfung der Nase durch die Anschwellung der Schleimhäute.

Insgesamt sind mehr als 200 „Schnupfenviren" mögliche Auslöser einer viralen Rhinitis, wie sie im Rahmen einer „Erkältung" auftritt. Darunter fallen auch Erreger wie das Poliovirus und die drei Subtypen des Influenzavirus.

Auch eine Erkältung kann mit einer Rhinitis beginnen. Die Rhinitis acuta verschwindet aber in der Regel nach einer Woche.

Quelle: Wikipedia

Jeder kennt die Regel des Volksmundes: „Der Schnupfen- drei Tage kommt, er drei Tage bleibt er, drei Tage geht er."

Schnupfen ist immer ein Abwehr- und ein Reinigungsvorgang, nach Prof. Reckeweg ist es ein zweckmäßiger Vorgang! Diesen mit Nasentropfen zu unterdrücken, welche die Nasenschleimhäute abschwellen lassen und damit ihrer Funktion berauben, ist absoluter Unfug.

Bei der Beobachtung eines Schnupfens ist allerdings das Wissen einzubeziehen, dass er sich zu einer schwereren Infektion entwickeln kann oder im Zusammenhang mit einer schweren Infektion bereits entstanden ist.

Das Gute an dem Selbst-Hilfe-Programm ist, dass wir damit immer den gesamten Organismus entlasten und zu einer schnelleren Selbstheilung verhelfen. Es ist in der Regel immer der „ganze Mensch" erkrankt. Das müssen wir uns immer wieder vor Augen halten.

Deswegen ist das Selbst-Hilfe-Programm so erfolgreich, weil es den ganzen Organismus anregt zu heilen. Der schulmedizinische Krankheitsbegriff unterscheidet sich aus verschiedenen Gründen davon gravierend.

In Deutschland gilt das weltweit anerkannte Diagnoseklassifikationssystem der Medizin, das von der WHO herausgegeben wird, die internationale statistische Klassifikation der Krankheiten.

Wie bereits erwähnt, gilt diese in Deutschland gesetzlich vorgeschriebene Diagnoseverschlüsselung (nach den ICD-10 Schlüsseln der WHO) für Vertragsärzte und Krankenhäuser und ermöglicht denen eine fall-und diagnosebezogene Abrechnung.

Da die Diagnoseverschlüsselung wie z.B. „Krankheiten der Atmungsorgane" vorwiegend organbezogen ist (wie will man sich auch in einer weltweit vernetzten Forschung und Gesundheitsindustrie, anders verständigen, wird klar, dass in der täglichen schulmedizinischen Praxis und in der Bevölkerung überhaupt, jeweils das erkrankte Organ und meistens nur dieses behandelt wird und behandelt werden soll, und zwar nach der Devise:

„Bitte schön, ich habe Schnupfen! Der ist zu behandeln. Nase ist zu! Ich möchte nicht durch den Mund atmen, auch möchte ich nicht verschnupft reden, nicht heiser sein und nicht hüsteln".

Also geht man zum Arzt, der gehalten ist, nach den ICD-10 Schlüsseln behandeln und abrechnen.

So wird klar, dass ein Arzt selten auf die Idee kommt vorzuschlagen, den Darm zu behandeln, geschweige denn den ganzen Menschen.

Klar machen möchte ich mit diesen Hinweisen, dass wir uns nicht dadurch den Blick vernebeln lassen dürfen, dass Gesellschaft und Institutionen Diagnoseverschlüsselungen und normierte therapeutische Leitlinien erstellen oder erstellen müssen.

Die beste Behandlung ist und bleibt nach meinen Erkenntnissen das Selbst-Hilfe-Programm: Darmreinigung, Schwitzen, Rumpffreibebad, ansteigende Fußbäder.

Die Darmreinigung und (weitergehend eine Darmsanierung nach Dr. X.F. Mayr oder nach meiner milden „Selbst-Hilfe-Methode" zur Stärkung des Immunsystems) ist darüber hinaus oft ein Erfolg versprechender Ansatz, die allergische Rhinitis (Rhinitis Allergica), den allergischen Schnupfen, grundlegend zu behandeln.

Einleuchtend ist, dass Allergien im Allgemeinen mit dieser „Selbst-Hilfe-Methode" gut beeinflusst werden, weil die Ursache in einem „löchrigen" Darm liegen kann. In Deutschland gibt es offensichtlich noch keine solche Bezeichnung. Eine entzündete Darmschleimhaut mit erhöhter Durchlässigkeit wird in den USA als „Leaky Gut" bezeichnet (Quelle: Genova Diagnostics, USA).

Der Erfolg einer Darmsanierung nach der Selbst-Hilfe-Methode liegt darin, dass die entzündete und löchrige Darmschleimhaut sich generiert und auf diese Weise ihre Funktion als „Filterschicht" wieder besser zum Tragen kommt.

Dieser Ansatz ist allemal besser, als die Menschen immer wieder auf neue, eventuell Allergie auslösende, Stoffe zu testen. Das ist zwar ein einträgliches Geschäft, es ist jedoch keine ursächliche Behandlung.

In Deutschland sollen 20 bis 30 Millionen Menschen unter Allergien, etwa gegen Blütenpollen oder Nahrungs- und Arzneimittel, leiden.

Ich ziehe aus diesen Zahlen den Schluss, dass hier etwas nicht stimmt:

- die schulmedizinische Behandlung ist erfolglos, sonst gäbe es diese hohe Erkrankungsziffer, Tendenz steigend, nicht
- der Lebensstil weiter Bevölkerungskreise ist krankmachend
- die zunehmende Behandlung von infektiösen Erkrankungen mit Antibiotika und das Durchimpfen weiter Bevölkerungskreise, besonders von Babys und Kleinkindern (es finden sogar Mehrfachimpfungen im ersten Lebensjahr statt), hat eine Schädigung des Immunsystems zur Folge, das zum größten Teil im Darm sitzt

Bei normalem Schnupfen werden auch Inhalationen empfohlen. In unserer Familie reichte es jedoch immer aus, bei den ersten Anzeichen den obligatorischen Einlauf zu machen, der immer als erste Hilfe auch an erster Stelle steht, besonders dann, wenn kalte Füße darauf hinweisen, dass der Darm schwere Entgiftungsarbeit leistet.

Was liegt da näher, als Einläufe zu machen, ein ansteigendes Fußbad, einen Leberwickel und / oder mit einer Wärmflasche die Nierengegend zu wärmen. Der Nierenmeridian beginnt mit dem Akupunkturpunkt, mitten unter der Fußsohle.

Zu einem Schnupfen und weiteren Erkältungsinfektionen muss es allerdings gar nicht erst kommen. Infektionen entstehen am leichtesten dann, wenn der Blutzucker vorübergehend unter die Norm absinkt.

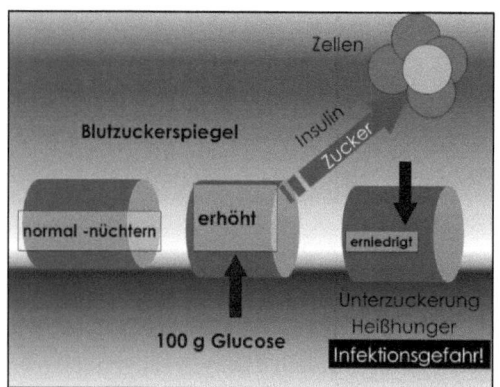

Dieses Absinken tritt immer als Gegenregulation dann auf, wenn wir ausgesprochen viel Süßes, Zucker, gebackene Kuchen mit Feinmehlen (raffinierte Kohlehydrate) usw. zu uns nehmen.

Fruchtsäfte sind meistens zu süß. Schnell ist in kurzer Zeit eine große Menge getrunken, die aus dem Saft von einem Kilo Früchten entspringt. Das stellt eine Riesenbelastung für unseren Organismus dar. Stellen wir uns vor, dass wir in kurzer Zeit ein Kilo Äpfel äßen! Unvorstellbar!

Auch sollte man wissen, dass Coca Cola kein durstlöschendes

Getränk ist. Ein Liter Coca Cola enthält 35 Würfelzucker. Das ist kein Durstlöscher, das ist eine „süßsaure Bombe".

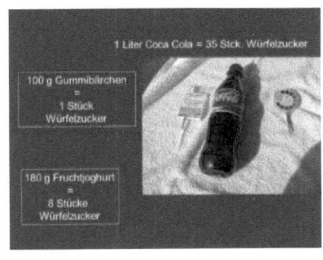

Der pH-Wert von Coca Cola wird mit 2,0 - 2,5 angegeben.

Der pH- Wert von Batteriesäure liegt vergleichsweise bei 1,0.

Fast alle Limonaden sind sauer, sie liegen zwischen pH 2,0 und pH 5,0.

Der neutrale Wert, also weder sauer noch basisch, beträgt pH 7.

Das Blut hat einen gesunden Schwankungsbereich zwischen pH 7,35- 7, 45. Der Organismus versucht diesen Wert unter allen Umständen einzuhalten, weil sonst das Überleben gefährdet ist.

Wenn der Mensch zu „sauer" wird, dann muss der Körper mit seinen Instrumenten (Atmung, Leber, Niere, Entmaterialisierung der Knochen u.a.) das Absinken in den sauren Bereich abpuffern.

Schnupfen und andere Erkältungsinfektionen müssten nicht sein. Sie träten alleine dann bereits viel seltener auf, wenn man den ganzen „Süßkram" wegließe und überhaupt den Säftewahn nicht mitmachte.

Zu jedem Hotelfrühstück werden diverse Säfte (von Cola bis zu Orangensaft und Milchgetränke) angeboten, die alle für gesund gehalten werden.

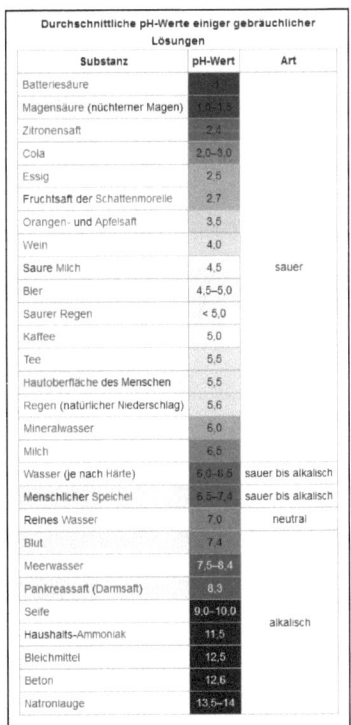

Durchschnittliche pH-Werte einiger gebräuchlicher Lösungen		
Substanz	pH-Wert	Art
Batteriesäure	1	
Magensäure (nüchterner Magen)	1,0–1,5	
Zitronensaft	2,4	
Cola	2,0–3,0	
Essig	2,5	
Fruchtsaft der Schattenmorelle	2,7	
Orangen- und Apfelsaft	3,5	
Wein	4,0	
Saure Milch	4,5	sauer
Bier	4,5–5,0	
Saurer Regen	< 5,0	
Kaffee	5,0	
Tee	5,5	
Hautoberfläche des Menschen	5,5	
Regen (natürlicher Niederschlag)	5,6	
Mineralwasser	6,0	
Milch	6,5	
Wasser (je nach Härte)	6,0–8,5	sauer bis alkalisch
Menschlicher Speichel	6,5–7,4	sauer bis alkalisch
Reines Wasser	7,0	neutral
Blut	7,4	
Meerwasser	7,5–8,4	
Pankreassaft (Darmsaft)	8,3	
Seife	9,0–10,0	alkalisch
Haushalts-Ammoniak	11,5	
Bleichmittel	12,5	
Beton	12,6	
Natronlauge	13,5–14	

Es sind alles keine Durstlöscher und keine physiologisch notwendigen Getränke!

Am besten trinkt man reines Quellwasser, oder ein gereinigtes Wasser mit ähnlicher Qualität, d.h. es enthält keine Zusatzstoffe oder Mineralien.

Wasser dient dem Organismus nicht zur Versorgung von Mineralien, sondern der Körper braucht ein Wasser, das sehr viele Giftstoffe aufnehmen kann. Ein gesättigtes Wasser kann das natürlich in dem Maße nicht mehr.

Ich erinnere an die Ernährungsformel:
„Ernährung ist gleich Nahrung mal Verdauung" und an meine an den Ingenieursgrundsatz, der auch für alle lebenden Systeme gilt:
ERST ENTSORGEN, DANN VERSORGEN!

Das heißt: ausleiten, entgiften, ausscheiden. Immer wieder: Den Darm entlasten, den Darm entgiften, den Darm regenerieren!

Dadurch wird das Immunsystem fit gemacht, und bei Kindern wird bereits durch Vermeidung von Süßigkeiten, Kuchen und anderer Feinkostnahrung die Insulinreizung vermieden, dazu der kindliche Frühdiabetes und natürlich auch der Schnupfen, so wie in vielen Fällen die Rhinitis.

Dr. O. Bruker hat sein Buch früher betitelt: „Nie mehr erkältet".
Ich möchte es vorsichtiger formulieren: Erkältungen müssen nicht immer sein!

Infektiöse Magen- Darmerkrankungen

> Als **Magen-Darm-Infektion** oder **Magen-Darm-Infekt** werden die Formen der Gastroenteritis bezeichnet, die auf einer Ansteckung mit Erregern beruhen und zu Beginn vor allem im Verdauungstrakt Beschwerden auslösen. Umgangssprachliche Ausdrücke dafür sind Magen-Darm-Grippe, Brechdurchfall, Happe oder Bauch-Grippe.
>
> Einige Infektionen des Magen-Darm-Traktes können schwerwiegende, manchmal auch tödliche Folgen haben. Daher sind frühzeitiges Erkennen und sofortige therapeutische und hygienische Maßnahmen von entscheidender Bedeutung zur Vermeidung einer Infektionsausbreitung (Epidemie, Seuche).
>
> Quelle: Wikipedia

Infektiöse Magen- Darmerkrankungen sind durch Brechdurchfall gekennzeichnet, der durch Viren wie:

- Rota-Viren
- Adenoviren
- Entero-Viren
- Norwalk-Viren

und Bakterien wie:

- Campylobacter
- Shigellen (Bakterienruhr)
- Salmonellen (die besonders auch auf Eiern und Geflügelfleisch vorkommen und anderen)
- Clostridien (anaerobe, ohne Sauerstoff-Sporen bildende Bakterien, Botulismus)

verursacht wird.

Gegen eine virale Gastroenteritis (synonym: Magen-Darm-Entzündung, Magen-Darm-Grippe, Bauchgrippe, Brechdurchfall) **„stehen keine spezifischen, antivirale Medikamente zur Verfügung.** Bei ausgeprägter Dehydration ist selbstverständlich eine orale oder parenterale Flüssigkeitssubstitution angezeigt" (Harrisons Innere Medizin, 16. Auflage, 2005, S. 1222)

Feststellung:

> In „Harrisons Innere Medizin" werden also zur Behandlung sowohl bei viraler als bei bakterieller Gastroenteritis keine Antibiotika empfohlen.
> Bei viraler Gastroenteritis wird eine Antibiotikabehandlung sogar als „kontraindiziert" bezeichnet, bei einer bakteriellen wird eine unterstützende Therapie zum Wasserhaushalt meist als ausreichend angesehen. Antibiotika sind empfohlen bei einer Infektion durch Shigella, Vibrio cholerae und Clostridium difficile.
> Quelle: Harrisons Innere Medizin

Wenn schulmedizinisch in der Regel keine Antibiotika empfohlen werden, bei viraler Ursache diese sogar kontraindiziert sind (sich verbieten), dann ist das Selbst-Hilfeprogramm wieder erste Wahl:

- Bettruhe
- Heißes Wasser, oder heißen Kamillentee, reichlich
- Wärmflasche auf den Bauch
- Leberwickel
- Bittersalz
- Klistier
- Rumpfreibe- oder Auslagebad

Da es sich vielfach auch um Lebensmittel-Vergiftungen oder um Erkrankungen bei Fernreisen (Montezumas Rache) handelt, sollten in der Hausapotheke nicht fehlen:

- Nux Vomica D6 oder D12 Globuli
- Heilerde oder Kaffeekohle, Bittersalz und Klistier

Nie wieder krank?

Diese Überschrift kann man auch mit einem Ausrufezeichen versehen:

- Nie wieder krank!

Es gibt viele Titel, die sich mit dem „Nie mehr krank" beschäftigen. Der Naturarzt Dr. Bruker betitelte eines seiner Bücher:

- Nie wieder erkältet! (Bruker propagierte Vitalkost)

„Nie wieder krank" ist auch ein beliebter Werbeslogan

- Wir waren noch nie krank!
- Werde nur noch selten krank (Verbessere deine Gesundheit durch Ernährung und Bewegung).

Alle diese Botschaften führen in die Irre. Denn sie berücksichtigen nicht die von mir hier beschriebene und angewandte Homotoxinlehre von Dr. Reckeweg.:

Krankheit ist ein zweckmäßiger Vorgang:

- ➢ Gifte abzuwehren
- ➢ Gifte zu neutralisieren
- ➢ Gifte auszuscheiden oder
- ➢ Gifte zu kompensieren

Ohne diese Vorgänge, die wir dummerweise „Krankheit" nennen, ist Leben und Gesundheit überhaupt nicht möglich!

Karl Valentin, Denker und Spötter, trifft es schon eher:
„Gar nicht krank, ist auch nicht gesund"

Valentin hat sicher nichts von der Homotoxinlehre gelesen oder gewusst, aber in seinem Spruch steckt dennoch viel Wahrheit.

Mein Vater war nie krank. Mit 55 Jahren bekam er plötzlich seinen ersten Herzinfarkt, von wohl zehn weiteren, bis er mit 66 Jahren verstarb.

„Nie krank zu sein" ist die Sehnsucht der Menschheit. Es ist aber keine Garantie für ein gesundes Leben. Denken wir an das Eisbergmodell: Was wir über dem Wasser sehen, sagt noch überhaupt nichts über den ganzen Berg aus.

Schon vor 2500 Jahren soll der griechische Philosoph Parmenides gesagt haben:

„Gib mir ein Mittel, Fieber zu erzeugen, und ich heile jede Krankheit!"

Eltern sollten daher froh sein, wenn ihre Kinder ab und zu fiebern, ruhig bis 39,5 ° C.

Wer immer noch heimlich an dieser Botschaft zweifelt, der sollte sich fragen, mit welchem anderen Instrument unser Organismus überhaupt die vielen Fremd- Kunst- und Giftstoffe, die ins Körperinnere gelangen, neutralisieren und ausscheiden kann.

In welcher schwierigen Situation die biologischen Systeme von Mensch und Tier sich in der heutigen Zivilisations- und Industriegesellschaft befinden zeigt folgende, vereinfachte Skizze, (nach Hierholzer et.al.)

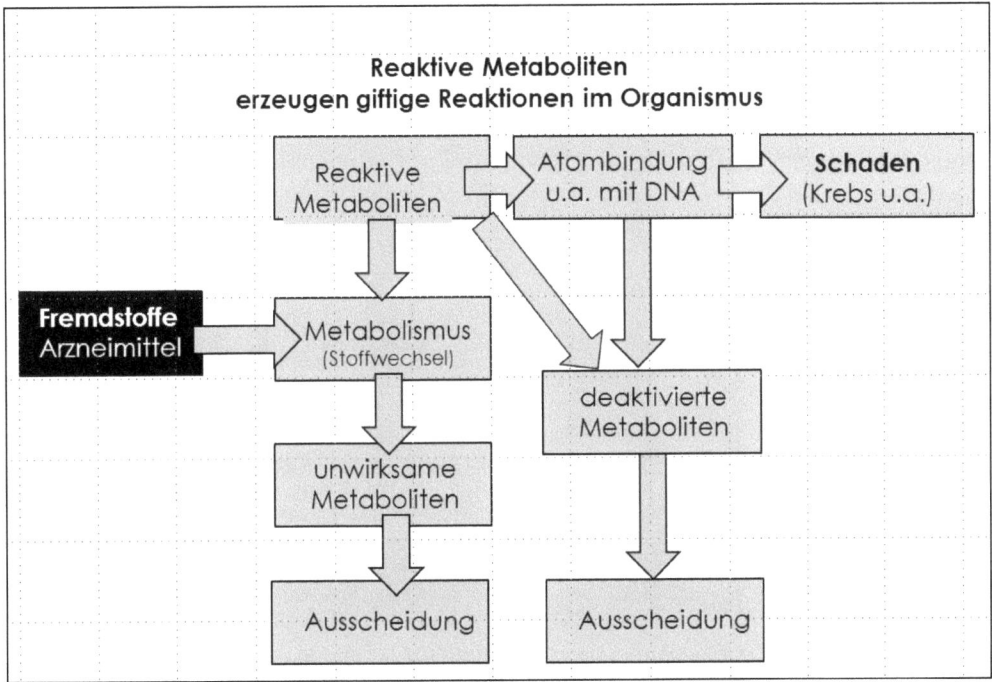

(Vereinfachte Darstellung nach Hierholzer, s. Quellenverzeichnis)

Die meisten künstlichen Gifte aus den letzten 50 Jahren neuzeitlicher Industriegesellschaft kennen und erkennen die biologischen Systeme von Mensch und Tier überhaupt noch nicht.

Täglich kommen neue künstliche Stoffe hinzu. Deswegen können sie kaum, z. T. nur unvollständig oder überhaupt nicht verstoffwechselt werden.

Sie werden im Organismus deponiert oder viel schlimmer: es entstehen neue (endogene) Gifte.

Diese neuen endogenen Gifte sind besonders gefährlich, weil durch eine unvollständige Verstoffwechselung sogenannte reaktive Metaboliten entstehen. Diese wiederum versucht unser Organismus zu zerlegen und auszuscheiden.

Das gelingt nur zum Teil, weil dadurch wiederum neue Stoffe im Organismus entstehen, die Atombindungen mit DANA- Molekülen eingehen und in den Körperstrukturen erheblichen Schaden anrichten können, wie es in der Abbildung vereinfacht dargestellt ist.

Gerade chemische Arzneimittel fördern die Entstehung solcher reaktiver Metaboliten und die Entstehung von neuen, z.T. vererblichen, Krankheiten.

Mit dem Selbst-Hilfe-Programm kann man diese gefährlichen Vorgänge insoweit vermeiden, wenn zumindest bei der Behandlung von akuten Infektionskrankheiten auf chemische Arzneimittel weitestgehend verzichtet wird.

Es ist gut zu wissen, dass natürliches Fieber einen Versuch darstellt, Viren- und Bakteriengifte unschädlich zu machen. Das Fieber wird bei dieser Gelegenheit erfreulicher Weise zusätzlich versuchen, den bisher schon angesammelten Chemiemüll mit zu entsorgen.

Es ist gut zu wissen, dass Fiebererzeugen z.B. auch bei Krebserkrankungen, durch aktive und passive Hyperthermie, in diesem Sinne ein wirksames Instrument ist.

Nutzen wir also die Heilkräfte unseres Körpers, die voreilig als Krankheit bekämpft werden.

Vorbeugen

Zum Thema „Krankheiten Vorbeugen" gibt es unzählige Ratschläge, Ratgeber, Bücher und Tipps, auch im Internet.

Nach Reckeweg ist Krankheit jedoch ein zweckmäßiger Vorgang, um endogene und exogene Giften zu „verarbeiten". Daher ist es das falsche Ansinnen, einer Krankheit vorzubeugen!

Unser Körper arbeitet praktisch immer im Krankheitsmodus, mehr oder weniger unsichtbar. Wir bemerken es nicht im „gesunden Zustand". Unser Organismus arbeitet aber Tag und Nacht daran, unverträgliche Stoffe (Gifte) zu verarbeiten, auszuscheiden oder abzulagern.

Der „unangenehme" Krankheitszustand, den wir meinen, der ist sichtbar und bemerkbar, so wie das Fieber. Fieber ist aber wichtig und unverzichtbar. Das Fieber wird vom Organismus als das nächste stärkere Instrument der körpereigenen Giftbewältigungs-Strategie in Gang gesetzt.

So wie wir die Feuerwehr in Notfällen rufen, so wird von unserem Immunsystem das Fieber imitiert, weil andere körpereigene Regulationen nicht mehr ausreichen, der Giftklage im Organismus Herr zu werden.

Beim Thema „Infektionskrankheiten" ist Fieber also auf jeden Fall keine Krankheit, sondern ein wichtiger zweckmäßiger Vorgang! Das Fieber zu unterdrücken, ist also ein Kunstfehler, weil die in Gang gesetzte körpereigene Feuerwehr wieder abbestellt wird.

Dass Fieber ein wichtiges Instrument des Immunsystems ist, haben meine Frau (71) und ich (74) in Spanien, im engen Reisemobil, erlebt, als uns eine Virusgrippe plötzlich heimsuchte (s. Fallbeschreibung (s. S.133).

Vom Selbst-Hilfe-Programm standen uns nur Bittersalz und das Einlaufgerät zur Verfügung. Bei der Heftigkeit der Erkrankung und in unserem Alter wäre zusätzlich ein Rumpffreibebad sehr hilfreich gewesen. Dies hätte den Entgiftungsprozess beschleunigt, und die unangenehmen Begleiterscheinungen erfahrungsgemäß abgemildert.

Aber wir gesundeten auch ohne das Bad. Wir hatten ja unser Fieber!

Campingfreunde erzählten uns, dass sie eine Woche lang im Krankenhaus lagen, weil sie sich nicht mehr anders zu helfen wussten. Sie brauchten danach, im Vergleich zu uns, die wir den Selbstheilungsprozess unterstützt hatten, eine wesentlich längere Regenerationszeit.

Man kann also auch im höheren Alter den Selbstheilungskräften trauen, wenn man verstanden hat, wie die körpereigenen Ausleitungs- Instrumente funktionieren, wie man sie trainieren und unterstützen kann.

Weiterhin gehört „zum Vorbeugen" unbedingt: Vor allem nicht Schaden! Hierzu verweise ich auf die Grusel-Liste im Buch Gerhard Bruns' - Wie stärke ich mein Immunsystem?

Wer jedoch bereits Medikamente wegen einer chronischen Erkrankung nimmt, sollte dennoch über die Regeln von Dr. Vernon Colemann nachdenken.

Dr. Vernon Colemann, Mediziner und Professor für holistische Medizin, praktizierte als Hausarzt, in Krankenhäusern und verfasste 95 kritische Bücher zu Gesundheitsfragen. Er stellte am Schluss seines Buches „ Wie Sie Ihren Arzt davon abhalten, Sie umzubringen" 10 Regeln auf.

Ich möchte folgende zitieren:

- Treten während einer Behandlung Beschweren auf, dann ist es wahrscheinlich, dass diese eine Folge der Behandlung sind
- Trauen Sie niemals einem Arzt, der behauptet, das Medikament, das er Ihnen verschreibt, habe überhaupt keine Nebenwirkungen
- Lassen Sie sich vor Ihrer Impfung von Ihrem Arzt bestätigen, dass die Impfung absolut harmlos ist. Es macht keinen Sinn, sich etwas verabreichen zu lassen, dass Sie umbringen könnte, obwohl Sie eigentlich gesund sind

Diese Regeln finde ich vor dem Hintergrund nachfolgender Informationen, die ich bei Wikipedia gefunden habe, bemerkenswert.

Bei Wikipedia kann man weiter nachlesen:

- dass nach einer auf Deutschland hochgerechneten norwegischen Studie, jedes Jahr mehr als 50.000 Menschen an unerwünschten Arzneimittel-Nebenwirkungen sterben
- Jürgen C. Frölich, damals Leiter der Pharmakologie der Medizinischen Hochschule Hannover (MHH), berichtete 2003, dass jährlich 58.000 Menschen in Deutschland durch unerwünschte Arzneimittelwirkungen ums Leben kämen

Vergleicht man diese Zahlen mit den jährlichen etwa 4.000 Verkehrstoten in Deutschland, so ist die Wahrscheinlichkeit, an den

Nebenwirkungen eines Medikamentes zu sterben, mindestens 10mal höher.

Hinzu kommen in Deutschland schätzungsweise 80.000 Patienten, die jährlich wegen der Nebenwirkungen von Medikamenten ins Krankenhaus müssen (berichtet die Süddeutsche Zeitung am 22. Mai 2010 „Leiden auf Rezept).

Vorbeugen, die Prävention von Krankheiten, ist ein großes Geschäft geworden. Die Angst der Menschen, an Grippe und Erkältungen zu erkranken, wird ausgenutzt, weil die Menschen zu einem Zeit- Kostenfaktor im weltwirtschaftlichen Getriebe geworden sind. Keiner darf krank werden. Es wächst die Angst, den Arbeitsplatz zu verlieren.

Angst vor Erkrankung wird man dann nicht mehr haben, wenn man verstanden hat, dass eine akute Reaktion des Körpers ein körpereigenes Signal und körpereigene Medizin ist. Akute Reaktionen weisen auf ein funktionierendes Immunsystem hin. Es wird trainiert. Ein gutes Immunsystem ist die beste Vorbeugung.

Schluss

Ivan Illich schrieb bereits ab 1975 über „Die Enteignung der Gesundheit" und über „Die Nemesis der Medizin – Von den Grenzen des Gesundheitswesen".
Heute, im Jahr 2015, muss man angesichts der dramatischen Ausbreitung multiresistenter Keime, als Folge des Medizinwesens

durch den massiven Einsatz von Antibiotika bei Mensch, Tier und Tiermast, in der Tat konstatieren, dass sich die von Ivan Illich beschriebene Entwicklung noch weiter zugespitzt hat.

Ausgerechnet der zuständige Minister für das Gesundheitswesen Herman Gröhe warnte zum G7 Gipfel (Spiegel-online, 2.6.2015) vor einem „Rückfall in das „Vor- Penicillin- Zeitalter".

Ich weiß nicht, wen Gröhe warnen will. Er ist der Gesundheitsminister! Die Gesundheitsminister und die politischen Parteien haben einen großen Anteil an dieser unseligen Entwicklung.

Auch deswegen, weil sie der Schulmedizin und der damit zusammenhängenden Pharma- und Medizinindustrie den Vorrang einräumen. Ich erinnere: Nur die schulmedizinischen Maßnahmen werden von den Krankenkassen bezahlt. Nur dort werden fleißig Antibiotika verschrieben! (Laut einer Studie bekommt ein Drittel aller Krankenversicherten jährlich ein Antibiotikum verschrieben).

Jetzt vor den Folgen zu warnen, ist mehr als peinlich.

Noch peinlicher ist es, wenn der Minister dazu auffordert, dass nicht bei jedem Schnupfen nach einem Antibiotikum verlangt werden dürfe. Aha, der Verbraucher, der Patient verlangt es! Der approbierte Kassenarzt verschreibt es, weil der Patient es verlangt? Aha, deswegen haben wir so viele **nicht** mehr wirkende Antibiotika?

Dieser Gesundheitsminister ist genauso hilf- und machtlos wie alle seine Vorgänger/innen. Diese Entwicklung haben Ivan Illich und andere vorausgesehen. Diese Entwicklung ist systemimmanent.

Auch die Warnung vor einem „Rückfall in das Vor- Penicillin- Zeitalter" ist politisch „weichgespült".

Dieses „Vor-Penicillin- Zeitalter" ist bereits mitten unter uns. Man braucht nur die abenteuerlichen Schätzungen und Zahlen untereinander zu schreiben. (Quelle: Spiegel-Online 2.6.16)

- In Deutschland geht das Gesundheitsministerium von 400.000- 600.000 Infektionen durch medizinische Behandlungen aus und von rd. 15.000 Toten pro Jahr
- Die Berliner Charité (NRZ) nennt maximal 6.000 Tote pro Jahr
- Die Deutsche Gesellschaft für Krankenhaushygiene nennt bis zu 30.000 Todesfälle pro Jahr
- Die Deutsche Krankenhausgesellschaft rechnet mit 2.000 – 4.500 Tote (durch Krankenhauskeime)

Das Vor- Penicillin- Zeitalter ist also aktuell da.

In „Harrisons Innere Medizin" (2006) ist bereits zu lesen: s.S. „ stehen an der Schwelle einer postantibiotischen Ära". Die WHO (Generaldirektor für Gesundheitssicherheit) hat 2014 laut Telepolis vom 9.5.2014 vor einer „postantibiotischen Ära" gewarnt, in der gewöhnliche Infektionen und kleine Verletzungen, die Jahrzehnte lang behandelbar waren, wieder tödlich sein können.

Ich hoffe, dass ich mit

- meinem Selbst-Hilfe-Ratgeber
- dem hier dargestellten konkreten, wirksamen Selbst-Hilfe-Programm
- den diagnostischen Hinweisen
- der Darstellung, dass Krankheit ein zweckmäßiger Vorgang ist, den man unterstützen muss und nicht hemmen sollte

- der Beschreibung der „Nichtbehandlungsmöglichkeiten" der Schulmedizin bei viraler, echter Grippe
- der beschriebenen Hilflosigkeit der Medizin und Behörden gegenüber Grippe-Wellen und Grippe-Epidemien (da Impfungen und andere Grippemittel nicht in dem Maße wirken) und
- Hinweisen auf das medizinische- Gesellschaftssystem

überzeugen konnte, selbst das eigene Gesundheitsschicksal konkret, im wahrsten Sinnes des Wortes „in die Hand" zu nehmen.

Anhang

Ibuprofen

Quelle: Wikipedia, (http://de.wikipedia.org/wiki/Ibuprofen)

Anwendungsgebiete

Die Anwendungsgebiete sind allgemein zur Schmerztherapie wie bei der rheumatoiden Arthritis, bei Schmerzen der Muskeln und des Bewegungsapparates, bei der akuten Gicht, bei Kopf- und Zahnschmerzen, akute Menstruationsbeschwerden, zur Fiebersenkung und speziell bei Kindern zur Behandlung eines hämodynamisch wirksamen offenen Ductus arteriosus Botalli bei Frühgeborenen vor der 34. Schwangerschaftswoche. Bei der Mukoviszidose bessert eine Hochdosisbehandlung die Symptome bei Kindern mit leichter Mukoviszidose deutlich.

Die potentiellen Nebenwirkungen verhindern jedoch einen breiten Einsatz.

Nebenwirkungen

Häufig (1 bis 10 %) bis sehr häufig (> 10 %) können gastrointestinale Beschwerden wie Sodbrennen, Übelkeit oder Durchfall auftreten.[17][26] Das Auftreten von Magen-Darm-Blutungen, Magengeschwüren oder Magenschleimhautentzündungen (Gastritis) sowie Magendurchbrüchen, **auch mit tödlichem Ausgang**, wird gelegentlich beobachtet und hängt von der Dosis und der Anwendungsdauer ab. Bei älteren Patienten treten diese unerwünschten Nebenwirkungen häufiger auf.[17][26]

Bei chronisch entzündlichen Darmerkrankungen (Morbus Crohn, Colitis ulcerosa) kann Ibuprofen schubauslösend wirken.[17] Überempfindlichkeitsreaktionen wie Hautausschlag oder Hautjucken (Pruritus) sind möglich.

Der Einfluss von Ibuprofen auf die Blutgerinnung ist vergleichsweise gering, es hemmt die Thrombozytenfunktion und damit die Blutgerinnung schwächer als Acetylsalicylsäure. Dennoch kann nach Operationen das Risiko von Nachblutungen steigen. In Fällen, bei denen Ibuprofen die Magenschleimhaut entzündlich verändert, kann die durch das Medikament bewirkte Gerinnungshemmung dazu führen, dass aus der Magenwand unkontrolliert über einen längeren Zeitraum Blut sickert.
Bei schweren Nieren- oder Leberfunktionsstörungen ist die Anwendung von Ibuprofen kontraindiziert.

Ödeme (z. B. auch Knochenmarködeme) sind eine bekannte Nebenwirkung vieler Schmerzmittel, welche auf einer Hemmung der Prostaglandinsynthese beruhen, wie dies auch bei Ibuprofen bekannt ist.
Im Übrigen wird vereinzelt vom Auftreten einer Agranulozytose (starke lebensbedrohliche Verminderung der Granulozyten) berichtet.

Wechselwirkungen mit anderen Arzneimitteln

- Antikoagulantien und Thrombolytika: Ibuprofen bewirkt eine reversible Thrombozytenaggregationshemmung. Die Thrombozyten sind wichtig für die Blutgerinnung (Wundverschluss). Antikoagulantien wirken ebenfalls negativ auf die Blutgerinnung. Thrombolytika lösen Blutgerinnsel auf (beispielsweise in einem verstopften Herzkranzgefäß). Wird Ibuprofen zusammen

mit Medikamenten einer dieser Wirkstoffgruppen eingenommen, ist das Blutungsrisiko größer.
- Lithium: Ibuprofen steigert die Plasmakonzentration von Lithium, indem es seine Ausscheidung in der Niere verringert. Es kann dadurch zu einer Lithium-Vergiftung (Intoxikation) beitragen.
- Acetylsalicylsäure: Bei gleichzeitiger Einnahme von Ibuprofen kann die gerinnungshemmende Wirkung von Acetylsalicylsäure verringert werden. Die Wirkung der Acetylsalicylsäure (ASS) auf die Funktion der Thrombozytenaggregation beruht auf der irreversiblen Hemmung eines Enzyms in den Thrombozyten, der Cyclooxygenase-1 (COX-1). Die COX-1 in den Thrombozyten bildet hauptsächlich Thromboxan-A2 (TXA2), das über den Thromboxan-Rezeptor auf der Thrombozytenoberfläche die Thrombozytenaggregation aktiviert. Acetylsalicylsäure acetyliert (unter Abgabe seines Acetyl-Rests) das Zentrum an einem Serin des COX-1-Enzyms unumkehrbar. Wird jedoch gleichzeitig oder zu zeitnah Ibuprofen eingenommen, so konkurrieren beide Moleküle um den Zugang zum Zentrum des COX-1-Enzyms, wobei das Ibuprofen die Oberhand behält. Da Acetylsalicylsäure jedoch rascher inaktiviert wird als Ibuprofen, ist nach Abfluten des Ibuprofen-Blutspiegels keine Acetylsalicylsäure mehr vorhanden.

  Die übrigbleibende Salicylsäure, ein Abbauprodukt der Acetylsalicylsäure, kann keine Acetylierung durchführen, so dass es in der Folge zu einem zunehmenden Verlust an Thrombozyten-Aggregationshemmung kommt.
- Zink kann unter Umständen mit NSARs wie Ibuprofen wechselwirken und die Aufnahme und Effektivität des Ibuprofens senken.

| **Tamiflu** – Quelle: DIE WELT |

Quelle: http://www.welt.de/gesundheit/article13821479/Tamiflu-hat-schwerere-Nebenwirkungen-als-gedacht.html

DIE WELT
berichtet am 18.1.2012 über Tamiflu mit folgender Überschrift:

„Tamiflu hat schwerere Nebenwirkungen als gedacht"

Eine Analyse bisher noch nicht veröffentlichter Daten schürt Zweifel an Tamiflu: Nebenwirkungen sollen von den Herstellern verschwiegen worden sein."

Im Artikel wird wie folgt weiter berichtet:

ZITAT Anfang
„Spätestens seit seiner Markteinführung in der EU im Jahr 2002 hat das Grippemittel Oseltamivir, besser bekannt als Tamiflu, eine gigantische Karriere hingelegt. Da die Weltgesundheitsorganisation (WHO) es als Mittel bei einer Grippeepidemie empfiehlt, haben Gesundheitsbehörden auf der ganzen Welt Milliarden Euro ausgegeben, um das Medikament für den Ernstfall einzulagern.

Denn es soll die Dauer einer Influenzagrippe um einen Tag verringern, bewirken, dass die Grippe harmloser verläuft, und gefährliche Komplikationen wie Lungenentzündungen verhindern. Tamiflu bremst die Vermehrung der Influenzaviren im Körper – und soll deshalb eine Ausbreitung der Influenzaviren in der Bevölkerung verhindern helfen. Kurzum: Es gilt als die Waffe gegen Grippeepidemien und -pandemien.

Nun stellt aber eine Untersuchung der Cochrane Collaboration unter Leitung von Tom Jefferson fest: Die Daten, die über die Effizienz und Verträglichkeit des Medikamentes veröffentlicht wurden, sind zu positiv. Das zeigten bislang unveröffentlichte Unterlagen zu klinischen Studien des Herstellers Roche.

Die Forscher konnten zwar bestätigen, dass das Mittel die Dauer der Erkrankung von sechs bis sieben Tagen um durchschnittlich 21 Stunden senkt. Nicht nachvollziehen konnten sie aber, dass Tamiflu Komplikationen einer Grippe verhindert oder die Ansteckungsgefahr senkt.

Das Mittel ist demnach weniger wirksam und hat schwerere Nebenwirkungen als angegeben. Obwohl in einigen Studien psychische Beeinträchtigungen und Störungen des Nervensystems aufgetreten waren, sei dies nicht veröffentlicht worden, schreibt das Team im Fachmagazin "Cochrane Database of Systematic Reviews". Stattdessen lese man in den beiden am häufigsten zitierten Veröffentlichungen: "Es gab keine durch das Mittel verursachten schweren Nebenwirkungen."

Dass dem Grippemittel bislang Ungefährlichkeit und Effektivität attestiert wurde, liegt an einer Metaanalyse von zehn klinischen Studien, die 2003 veröffentlicht wurde. Zurückgreifend vor allem auf die Daten dieser Analyse, hatte die Cochrane Collaboration im Jahr 2006 festgestellt, dass Tamiflu die Komplikationen einer Influenza reduzieren könne.

Das Mittel ist demnach weniger wirksam und hat schwerere Nebenwirkungen als angegeben. Obwohl in einigen Studien psychische Beeinträchtigungen und Störungen des Nervensystems aufgetreten waren, sei dies nicht veröffentlicht worden, schreibt das Team im Fachmagazin "Cochrane Database of Systematic Reviews". Stattdessen lese man in den beiden am häufigsten zitierten Veröffentlichungen: "Es gab keine durch das Mittel verursachten schweren Nebenwirkungen."

Studien von Ghostwritern geschrieben

Doch dann kamen Zweifel auf, denn nur zwei der zehn untersuchten Studien waren unabhängig publiziert worden. Im "British Medical Journal" bestätigt Roche, dass Studien von Ghostwritern geschrieben wurden.

Somit entschied die Cochrane Collaboration 2009, nur die Daten dieser beiden unabhängigen Studien auszuwerten. Das Ergebnis: Mit Tamiflu erlitten Grippekranke ebenso häufig Lungenentzündungen und schwere Krankheitskomplikationen wie ohne das Mittel.

Um zu klären, ob der "Hype" um Tamiflu berechtigt ist oder ob es nicht hält, was der Hersteller verspricht, untersuchte die Cochrane Collaboration dann nicht die bereits publizierten Daten, sondern nur Rohdaten aus klinischen Studien. Die meisten Daten erhielten sie von der Europäischen Arzneimittelagentur.

Notfall-Grippemittel der WHO

Das Ergebnis war ernüchternd: Die Quote der Zahl der Krankenhauseinweisungen wegen Lungenentzündungen und anderer schwerer Grippekomplikationen sank nicht durch Tamiflu. Die Nebenwirkungen des Medikamentes hingegen, etwa Kopfschmerzen oder psychische Probleme, traten häufiger auf als auf dem Beipackzettel angegeben.

"Für Aussagen, nach denen Tamiflu die Übertragung des Influenzavirus hemmen und schwere Komplikationen bei Grippepatienten verhindern soll, haben wir in den von uns geprüften Daten keinerlei Grundlage gefunden", schreiben Tom Jefferson von der Cochrane Collaboration in Rom und seine Kollegen. Genau diese vom Hersteller proklamierten Effekte seien aber der Grund, warum die WHO Tamiflu als Notfall-Grippemittel bei Epidemien und Pandemien empfehle, betonen die Forscher.

Noch weitere unveröffentlichte Daten
Ein Punkt, über den sie sich besonders ärgern, ist, dass sie nicht alle Daten zu den klinischen Studien der Phase III zur Verfügung hatten. Beispielsweise kämen sie nicht an die Daten einer der größten jemals durchgeführten Tamiflu-Studien an 1400 Menschen heran. Auch Studien, bei denen Tamiflu im Vergleich zu Scheinmedikamenten (Placebos) geprüft wurde, seien unveröffentlicht.

"Wir haben Sorge, dass diese Daten der wissenschaftlichen Gemeinschaft verschlossen bleiben und damit auch nicht überprüfbar sind", sagt Jefferson.

Bei einem Medikament mit dieser Bedeutung im Seuchenfall sei es notwendig, alle Belege zu positiven und negativen Wirkungen unabhängig zu prüfen. Nur dann könne man ein vollständiges Bild darüber gewinnen, wann und für wen ein solches Mittel einzusetzen sei."
ZITAT Ende

2014 Zweifel an Wirksamkeit und Sicherheit an Oseltamivir (Tamiflu)

2014 wurden nach Untersuchungen der Cochrane Collaboration jedoch Zweifel an der Wirksamkeit und Sicherheit der Neuraminidasehemmer **Oseltamivir** und Zanamivir laut.[1] Die Metaanalyse fand bei einer Behandlung mit Zanamivir bei Erwachsenen eine Verkürzung der Erkrankungsdauer von 6,6 auf 6 Tage.[1] Jedoch hatte Zanamivir keinen Einfluss auf die Häufigkeit schwerer Verlaufsformen wie Pneumonie oder Bronchitis.[1] Die gleiche Metaanalyse fand bei einer Behandlung mit Oseltamivir bei Erwachsenen eine Verkürzung der Erkrankungsdauer von 7 auf 6,3 Tage.[1] Jedoch hatte Oseltamivir keinen Einfluss auf die Häufigkeit schwerer Verlaufsformen wie Pneumonie oder Bronchitis und konnte nicht den Anteil der Patienten reduzieren, die stationär ins Krankenhaus aufgenommen werden mussten.[1] Weiterhin wies die Einnahme von Oseltamivir unerwünschte Arzneimittelwirkungen wie Übelkeit, Erbrechen sowie bei prophylaktischer Einnahme Kopfschmerzen, psychiatrische und nierenschädigende Effekte auf.[1]

Influenza-Schnelltest

Der **Influenza-Schnelltest** dient der schnellen, orientierenden Diagnose von Influenza, wenn empfindlichere Methoden nicht zur Verfügung stehen. Im Rahmen der Therapie der Influenza mit Medikamenten der Klasse der Neuraminidasehemmer (z. B. Zanamivir und Oseltamivir), deren Therapie innerhalb von 48 Stunden nach Auftreten der ersten Krankheitssymptome beginnen soll, ist es notwendig kurzfristig eine gesicherte Diagnose zu stellen. Eine laborbasierte Diagnostik würde zu lange dauern, so dass sich hier der Einsatz eines Influenza-Schnelltestes anbietet...

Quelle: Wikipedia

Abbildungen

S. 17	Absatz Schmerzmittel
S. 20	Allergic reaction to Ibuprofen
S. 21	Beipackzettel SpaltGrippal
S. 22	Titan-Oxid
S. 34	DIE WELT: Tamiflu hat schwere Nebenwirkungen als gedacht
S. 38	Neuraminidasehemmer, Deutsches Ärzteblatt 13.03.2015
S. 43	Influenza Virus A / Honkong
S. 44	Grippe - Pandemien
S. 48	Vergleich Letalitätskurve und Infektiosität Von Grippe Viren
S. 49	Umweltstabilität und Infektiosität von Grippe Viren
S. 57-58	Antigenshift
S. 63	Impfstoff passt nicht in jeder Saison zu den aktuell zirkulierenden Viren
S. 82 / 107	6 Phasen – Tabelle (nach Reckeweg)
S. 84	Das Eisbergmodell – Ganzheitliche Behandlung
S. 88	Vorboten eines Infektes
S. 94 / 154	Unterzuckerung und Infektanfälligkeit
S. 96-98	Bauchformen nach Dr. F. X. Mayr
S. 102	Krankheit ist ein Giftausscheidungsprozess
S. 103	Entzündungskurve (Die Entzündung, Urban & Schwarzenberg)

S. 108	Ursachen von Fieber
S. 115-128	Die Glorreichen Sieben
S. 115	Klistier
S. 132-135	Zwei Grippebehandlungen nach dem Selbst-Hilfe-Programm
S 145	Zwiebelwickel
S 146	Lakunäre Angina
S. 148	Pharyngitis (Wikimedia)
S. 155	pH-Wert Coca Cola
S. 155	pH-Werte von Lösungen
S. 161	Reaktive Metaboliten erzeugen Giftwirkungen im Organismus

Quellenverzeichnis und lesenswerte Literatur

Ivan Illich	Die Nemesis der Medizin-Von den Grenzen des Gesundheitswesen
Sandra Perko	Die homöopathische Behandlung der Grippe
Dietel, Suttorp, Zeits	Harrisons Innere Medizin Bd. 1, 2, 16.Aufl.
http://www.fxmayr.com/	Internationale Gesellschaft der Mayr-Ärzte
Prof. Dr. Heinrich Reckeweg	Homotoxikologie
Prof. Dr. Heinrich Reckeweg	Schweinefleisch und Gesundheit
Schmid, Rimpler, Wemmer	Antihomotoxische Medizin
Evans, Thornton, Chalmers, Glasziou	Wo ist der Beweis? Plädoyer für eine evidenzbasierte Medizin
Dr. Erich Rauch	Lehrbuch der Diagnostik und Therapie nach F. X. Mayr
Dr. Erich Rauch	Blut- und Säftereinigung
Dr. Erich Rauch	Heilung der Erkältungs-und Infektionskrankheiten (1967)
Hans Ulrich Grimm	Die Suppe lügt
Prof. Dr. Karl Pirlet Monika Pirlet- Gottwald	Konstitution und Individualität
Dr. Joachim Mutter	Grün essen
Dr. Joachim Mutter	Lass dich nicht vergiften
Dr. Joachim Mutter	Gesund oder chronisch krank?
Hans U. P. Tolzin	Macht Impfen Sinn?

Hans U. P. Tolzin	Die Seuchenerfinder
Prof. Dr. Lothar Wendt Prof. Dr. Thomas Wendt	Angiopathien, Eiweißspeicherkrankheiten, Autoimmunkrankheiten
Dr. Michael Worlitschek	Säuren- Basen- Haushalt
Prof. Dr. Pischinger	Das System der Grundregulation
Hierholzer, Schmidt	Pathophysiologie des Menschen
Brauchle	Naturheilkunde
Vernon Colemann	Wie Sie Ihren Arzt abhalten, Sie umzubringen
Jörg Blech	Die Krankheitserfinder- Wie wir zu Patienten gemacht werden
Dr. Thomas Rau	Biologische Medizin
Gerhard Bruns	Bluthochdruck- Therapie ohne Nebenwirkungen
Gerhard Bruns	Schlafstörungen, Gesund schlafen - gesundes Leben
Gerhard Bruns	Wie stärke ich mein Immunsystem? Oder: „Leiden auf Rezept?" - Was kann ich selber tun?

Über den Autor

Gerhard Bruns: Gerhard Bruns (geb.1940), Studium des Bauwesens an der TU Braunschweig, Dipl. Ing., Tätigkeit im Auslandsstraßenbau bei einer Ingenieurgesellschaft. Leitender Beamter in einem Landesministerium für Wirtschaft und Verkehr. 1975- 1980 Studium Naturheilkunde u.a. bei Dr. Gerhard Ohlenschläger , Frankfurt, und seitdem bis 1999 nebenberufliche Praxis als Heilpraktiker. Seit 2002 Vorträge. 2003 Mitbegründer des Butjadinger Forum Naturheilkunde und Medizin. Buchautor und Beratungen zur Selbsthilfe auf Grundlage der Mayr-Diagnostik und Therapie.

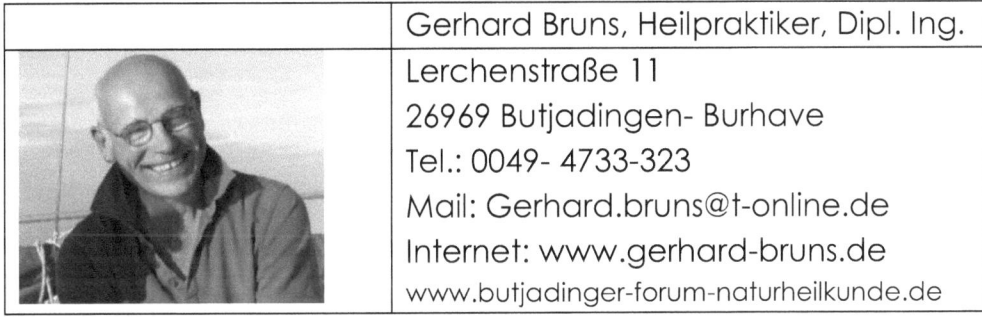

	Gerhard Bruns, Heilpraktiker, Dipl. Ing.
	Lerchenstraße 11
	26969 Butjadingen- Burhave
	Tel.: 0049- 4733-323
	Mail: Gerhard.bruns@t-online.de
	Internet: www.gerhard-bruns.de
	www.butjadinger-forum-naturheilkunde.de

Folgende weitere Bücher sind veröffentlicht:

Bluthochdruck – Therapie ohne Nebenwirkungen!
(ISBND 978-3-7322-8928-8)

Schlafstörungen Gesundes Schlaf - Gesundes Leben
(ISBND 978-3-738608335)

Wie stärke ich mein Immunsystem? Oder: „Leiden auf Rezept?"- Was kann ich selber tun?
(ISBND 978-3-7357-8065-2)

Wattenmeer – Butjadingen am Weltnaturerbe (Bildband, Eigenverlag)

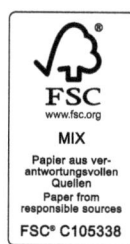